エキスパートが秘訣を語る

# 循環器 薬物治療の極意 PRESCRIPTION

公益財団法人 心臓血管研究所 所長
CVI ARO Chairman　　山下 武志 編

南山堂

# 執筆者一覧（執筆順）

山下　武志　　公益財団法人 心臓血管研究所　所長／CVI ARO Chairman

藤原　健史　　東吾妻町国民健康保険診療所　所長

苅尾　七臣　　自治医科大学医学部 内科学講座 循環器内科学部門　主任教授

藤野　貴行　　旭川医科大学 内科学講座 循環・呼吸・神経病態内科学分野　准教授

長谷部直幸　　旭川医科大学 内科学講座 循環・呼吸・神経病態内科学分野　教授

平光　伸也　　平光ハートクリニック　院長

大西　勝也　　大西内科ハートクリニック　院長

樋口　義治　　大阪警察病院 循環器内科　部長

山本　一博　　鳥取大学医学部 病態情報内科学分野　教授

西村　晃一　　兵庫医科大学 内科学（循環器内科・冠疾患内科）

朝倉　正紀　　兵庫医科大学 内科学（循環器内科・冠疾患内科）　准教授

増山　理　　　兵庫医科大学 内科学（循環器内科・冠疾患内科）　主任教授

桑原宏一郎　　信州大学医学部 循環器内科学教室（内科学第5）　教授

元木　博彦　　信州大学医学部 循環器内科学教室（内科学第5）　准教授

絹川弘一郎　　富山大学大学院医学薬学研究部 内科学第二（循環器内科学）　教授

猪又　孝元　　北里大学北里研究所病院 循環器内科　教授

興野　寛幸　　帝京大学医学部附属病院 循環器内科　講師

上妻　謙　　　帝京大学医学部 内科学講座（循環器内科）　教授

| | |
|---|---|
| 船水　岳大 | 順天堂大学医学部 循環器内科学 |
| 宮内　克己 | 順天堂大学医学部 循環器内科学　教授 |
| 林　愛子 | 千葉大学大学院医学研究院 細胞治療内科学講座 |
| 横手幸太郎 | 千葉大学大学院医学研究院 細胞治療内科学講座　教授 |
| 七里　守 | 名古屋第二赤十字病院 循環器内科　部長 |
| 志賀　剛 | 東京女子医科大学 循環器内科　准教授 |
| 髙橋　尚彦 | 大分大学医学部 循環器内科・臨床検査診断学講座　教授 |
| 奥山　裕司 | おくやまクリニック 内科・循環器内科　院長 |
| 宮本　康二 | 国立研究開発法人国立循環器病研究センター病院 心臓血管内科部門　医長 |
| 草野　研吾 | 国立研究開発法人国立循環器病研究センター病院 心臓血管内科部門　部長(不整脈担当) |
| 渡邉　英一 | 藤田保健衛生大学医学部 循環器内科　教授 |
| 山岸　昌一 | 久留米大学医学部 糖尿病性血管合併症病態・治療学講座　教授 |
| 田中　敦史 | 佐賀大学医学部 循環器内科 |
| 野出　孝一 | 佐賀大学医学部 循環器内科　教授 |
| 波多野　将 | 東京大学大学院医学系研究科 重症心不全治療開発講座　特任准教授 |
| 山田　典一 | 地方独立行政法人桑名市総合医療センター 桑名東医療センター 循環器内科／副病院長 |
| 桑原　政成 | 国家公務員共済組合連合会 虎の門病院 循環器センター内科 |
| 久留　一郎 | 鳥取大学大学院医学系研究科 再生医療学　教授 |

# 序

　多くの循環器疾患に対する薬物療法について，ここ十数年の間に数多くの大規模臨床試験がなされ，その結果，得られたクリニカルエビデンスがガイドラインをより充実したものにしています．非薬物療法に関するエビデンスも徐々に集積され，各種の疾患に対して定型的な治療方針や治療法が確立したようにみえます．加えて，保険データベースを用いたリアルワールドデータが洪水のように世に出され，循環器内科の薬物治療はある意味で成熟した形となりました．

　しかし，多様な患者を一括して集団として扱い，確率として統計解析するという手法は，ただ一人の患者を診るという意味においては非力なことも多いものです．ただ一人の医師が，ただ一人の患者を前にしたとき，集団としてのデータに加えて，患者の個性，医師の個性が表現されることが本来の診療に必要であり，将来仮想される人工知能（AI）による診療ではまかなえない重要な部分だと思います．そして，この個性の重視こそが，医師・患者・患者家族間の信頼関係の基礎となるものなのではないでしょうか．

　本書は，ガイドラインや一般的なテキストとは異なり，それぞれの領域のスペシャリストのもつ「個性」を出発点としています．また，エキスパートが本音を語る，「極意」シリーズとしては，「不整脈」「心不全」「心電図」に続き4冊目となります．これまでのシリーズにも負けない内容となり，ご執筆いただいた先生がたに厚く感謝いたします．読者のかたには，ありふれたテキストとは一味違う内容を楽しんでいただき，毎日の診療に少しでもお役立ていただければ，この上ない幸せです．

2018年3月

公益財団法人 心臓血管研究所　所長
CVI ARO Chairman

山下 武志

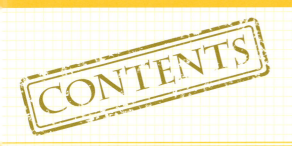

## g 総論

薬物治療を行う前に知っておきたいこと ……………………………… 山下武志　2

## I 高血圧に対する薬物治療

1. Ca拮抗薬の効果はどれも同じか？ ……………… 藤原健史　苅尾七臣　6
2. ミネラルコルチコイド受容体拮抗薬を
   いつ，どう使う？ ……………………………… 藤野貴行　長谷部直幸　15
3. α遮断薬，β遮断薬は降圧薬ではないの？ ………………… 平光伸也　21
4. 降圧薬を選択するときに，何か抜けていませんか？ ……… 大西勝也　27

## II 心不全に対する薬物治療

5. RAS阻害薬の使用に工夫は必要なのか？ ………………… 樋口義治　36
6. HFrEFへのβ遮断薬投与に禁忌はあるのか？ …………… 山本一博　43
7. 心不全治療におけるループ利尿薬とミネラルコルチコイド
   受容体拮抗薬の使いかたは？ ………… 西村晃一　朝倉正紀　増山理　48
8. 作用機序から理解するhANPの
   上手な使いかたとは？ ……………………… 桑原宏一郎　元木博彦　55

9. トルバプタンの外来継続投与が真に必要な患者とは？ ……………………… 絹川弘一郎　61

10. 静注強心薬はいつ，どう使うのか？ …………………………… 猪又孝元　68

## III 虚血性心疾患に対する薬物治療

11. 抗血小板薬をどのように使用する？ ……………… 興野寛幸　上妻　謙　76

12. 虚血性心疾患に対するスタチンの有用性と適切な使用法とは？ ……………… 船水岳大　宮内克己　82

13. フィブラート：安全に使うために，何に気をつけたらよいか？ ……………… 林　愛子　横手幸太郎　88

14. 虚血性心疾患へのとりあえず硝酸薬は正解か？ …………… 七里　守　95

## IV 不整脈に対する薬物治療

15. 不整脈薬物治療におけるI群抗不整脈薬の役割は何か？ … 志賀　剛　102

16. アミオダロンは高齢者心房細動に使える？ ……………… 髙橋尚彦　111

17. ワルファリンのメリットと使用時の注意点とは？ ………… 奥山裕司　116

18. DOAC処方後に定期的な血液検査は不要？ …… 宮本康二　草野研吾　122

19. 頻脈性不整脈のためのβ遮断薬，Ca拮抗薬，
    ジギタリスの使用法は？ ……………………………………渡邉英一 129

## V 関連疾患に対する薬物治療

20. DPP-4阻害薬は，糖尿病血管症の成因の1つである
    AGE-RAGE系に作用するか？ ………………………………山岸昌一 138

21. SGLT2阻害薬は2型糖尿病を合併した循環器疾患患者の
    救世主になれるか？ ……………………………… 田中敦史　野出孝一 144

22. 肺動脈性肺高血圧症治療における皮下注／静注
    プロスタサイクリン製剤導入のタイミングは？ …………波多野将 151

23. 急性肺血栓塞栓症に対してDOACを
    いかに活用するか？ ………………………………………山田典一 159

24. 高尿酸血症の治療は必要か？ ………………… 桑原政成　久留一郎 165

♦ 日本語索引 ………………………………………………………………… 171
♦ 外国語索引 ………………………………………………………………… 177

本書での情報は，正確を期すよう最善の努力をしておりますが，正確かつ完全であることを保証するものではありません．関連する最新情報をご参照のうえ，ご利用ください．本書でふれられている薬品については，製品に添付されている製造者による情報を十分にご確認ください．

# 総　論

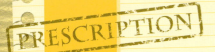

# 薬物治療を行う前に知っておきたいこと

## A 幅広い視野と視点をもっておく

- 現在，数多くの薬物が循環器疾患の治療に用いられている．厚生労働省から発表された平成28年社会医療診療行為別統計の概況に薬剤点数の構成割合が示されているが，そのトップが約20％を占める循環器系薬剤である．実際，循環器診療について学ぶ際，誰もが循環器系薬物の用いかたを覚えることから始めなければならない．医学生のころは縁遠いと思われた生理学や薬理学の考えかたを生かすのも，ちょうどこのころである．

- だからこそ，循環器疾患の治療を行うとき，「まず，どの薬から使おうか」という選択肢から入ってしまいやすい．自分のよく知っている事実が大きく見える，重要に見える，それしか視野に入ってこないという選択バイアスが働きやすいことは案外忘れられている．

- 疾患の管理・治療には，薬物療法と非薬物療法がある．非薬物療法には，非侵襲的なもの（ライフスタイルの是正，食事療法，運動療法，生活改善など）と侵襲的な治療（カテーテル治療，デバイスを用いた治療，手術療法）が含まれる．数多くの循環器疾患に，生活習慣が深く関与しているのは周知の事実である．また，医用工学が進歩した今，数多くの侵襲的治療が開発され，利用可能なツールとして私たちの前に存在している．

- 今後，長い将来にわたって，薬物療法が循環器疾患の治療・管理のかなめであることは間違いがないだろう．しかし，薬物療法は，非薬物療法のうち非侵襲的なものと比較して副作用が多いというデメリットがある．また，侵襲的な非薬物療法の多くに「根治的」であるというメリットがあるのに対して，薬物療法のほとんどは，「非根治的」で，一生服用してやっと管理できるというツールである．薬物療法は，非薬物療法を含めた広い土俵で考えてこそ，その強みを生かすことができる．

## B クリニカルエビデンスが意味するところを知っておく

- 循環器系薬物の特徴のひとつに，その多くにおいて大規模臨床試験という根拠がある，クリニカルエビデンスをもつという強みがあげられる．歴史的に，循環器系薬物ほど，クリニカルエビデンスやそれに基づいたガイドラインが支持する薬物療法は少ないと言ってよいだろう．

- 心血管イベントというハードエンドポイントを減少させるという根拠は，これらの薬物を最も安心して使いやすい薬物としている．しかし，それだからこそ過信に陥りやすい．「こ

の薬物は予後をよくするという確固たる根拠がある」という思いが目を暗くしてしまう．クリニカルエビデンスは，患者集団についてあてはまる一方で，個々の患者にすべて同じように当てはまるのかどうかの保証はしていない．さらに，多くの大規模臨床試験は，登録基準，除外基準，処方の方法，検査間隔などがあらかじめ厳密に定められているため，その結果があてはまる患者集団が社会のなかで多数を占めない場合すらある．

◆ クリニカルエビデンスは，特定の定められた患者集団に対して理想的な条件下での最大能力を示したものである．これはかならずしも，現実社会の個別の患者で，かつ通常の臨床現場での効果を保証したものではない．このことを知っているだけで，クリニカルエビデンスによる過信，慢心から解き放たれる．

## C いつも5W1Hが基本

◆ 薬物療法の基本はいつも5W1Hである．薬物療法を，経験や勘でなく，誰もが同じような高いレベルで実行できるようにするには，コミュニケーションや叙述の基本である5W1Hで記載できることが必要だからである．

```
いつ（When）    ：昼間，夜間，…
どこで（Where）  ：初診外来，再診外来，救急外来，入院，…
だれが（Who）    ：内科医，循環器内科医，心臓血管外科医，研修医，専門医，…
なにを（What）   ：薬物名，…
なぜ（Why）     ：何を目的に，…
どのように（How）：経口，点滴，初期投与量，増量のスピード，投与期間，…
```

◆ 当たり前のようで実は重要である．夜間人手のないときに，リスクが高く厳密な経過観察が必要とされる薬物投与は控えた方がよいかもしれない．情報量の少ない初診患者と情報量の多い再診患者，あるいは患者の重症度によって，投与される薬物は異なるだろう．また，処方医の専門性や経験が，処方の幅を大きく変えるはずである．薬物投与には具体的な目的がいつも必要であり，同じ疾患であっても目的によって投与すべき薬剤は異なるはずである．5Wを用いていかに適切に薬物を選択したとしても，初期投与量や増量スピードが適切でなければ元も子もない．

◆ このような5W1Hを，循環器薬物治療において具体的に把握し，かつ叙述することは，実はたやすくない．しかし，クリニカルエビデンスを基本としながら，さまざまな経験を積み重ねていくうち，やがて自分なりの秘訣が生まれてくることになる．その秘訣こそが5W1Hを叙述してくれる．この感覚が生まれたとき，循環器薬物療法は格段と異なるものに見えるはずである．

〔山下武志〕

# I

# 高血圧に対する薬物治療

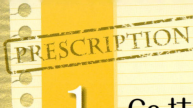

# 1 Ca拮抗薬の効果はどれも同じか？

## A 症例提示

**患者** 82歳，男性

**現症** 身長 150.4 cm，体重 58.3 kg（BMI 25.8）

**既往歴** 本態性高血圧症（25年），慢性腎臓病（5年），2型糖尿病（2年）

**生活歴** 飲酒：1.5合（日本酒）/毎日，喫煙：8本/日（20歳時より），住居：築35年の木造住宅

**内服薬** アムロジピン／バルサルタン配合錠（5 mg／80 mg）1日1回1錠（就寝前），ドキサゾシン錠4 mg 1日1回1錠（就寝前）

**検査所見** 血液検査，尿検査を行った結果，微量アルブミン尿を呈する腎機能低下（腎症 第2期）あり．推定食塩摂取量も多い．

| | |
|---|---|
| 血算 | : WBC 6,700/μL，RBC 444×10⁴/μL，Hb 13.8 g/dL，Ht 42.95%，Plt 17.0×10⁴/μL |
| 肝・腎機能 | : AST 21 IU/L，ALT 17 IU/L，γ-GTP 27 IU/L，BUN 15.3 mg/dL，Cr 0.94 mg/dL，(eGFR 58.8 mL/分/1.73 m²) |
| 尿酸 | : UA 6.8 mg/dL |
| 電解質 | : Na 142 mEq/L，K 4.6 mEq/L，Cl 104 mEq/L |
| 糖代謝 | : BS 121 mg/dL，HbA1c（NGSP）6.6% |
| 脂質 | : LDL-C 130 mg/dL，HDL-C 63 mg/dL，TG 110 mg/dL |
| 心機能 | : NT-proBNP 371 pg/mL |
| 尿検査 | : UACR 102.3 mg/gCr，推定食塩摂取量（尿中Na/Cr比）9.73 g/日 |

## 経過

◆ 受診年の2年前（X-2年）より，前述の降圧薬で高血圧治療を受けていた．診察室血圧平均値は137/52 mmHg であり，2型糖尿病と慢性腎臓病の合併を考慮すると，血圧のコントロールは不十分であった．

◆ 24時間自由行動下血圧測定（ABPM）では，早朝高血圧・昼間高血圧を認めるとともに，著明なモーニングサージ（58 mmHg）を呈していた（図1-1）．また，以前より熱心に家庭血圧測定を行っている患者であり，慎重に家庭血圧レベルを管理していく必要性もあったため，X-1年より，測定値や測定時間・測定した室温などの情報が自動転送される家庭血圧計を貸与し，家庭血圧の測定をお願いした．この装置では夜間家庭血圧測定も可能であり，この患者は，ほぼ毎日この家庭血圧計を巻いて就寝し，決まった時間（2:00，3:00，4:00の3回）に自動的に測定される夜間血圧も測定していた．

◆ 月別に，①早朝収縮期血圧（早朝SBP）平均値，②家庭血圧モーニングサージ（早朝SBP

平均値−夜間 SBP 平均値と定義）をモニタリングした結果が図1-2である．いずれも夏の7月を最低値として，気温の低下に伴って上昇し，その変化はとくにモーニングサージにおいて顕著であった（図1-2 B）．そこで，①著明なモーニングサージを呈する交感神経活性が亢進した患者であったこと，②慢性腎臓病を合併する患者であったことから，モー

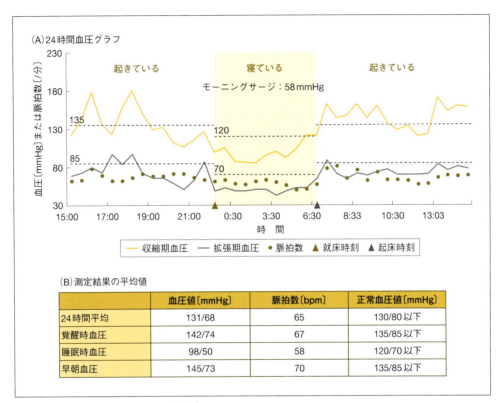

図1-1　24時間自由行動下血圧測定の結果

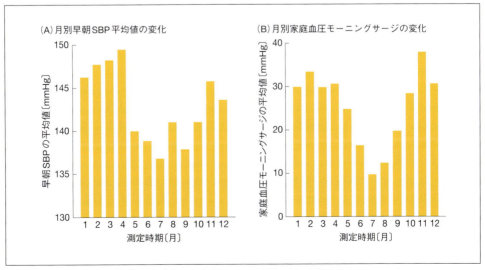

図1-2　早朝収縮期血圧（早朝SBP）と家庭血圧モーニングサージの季節変化

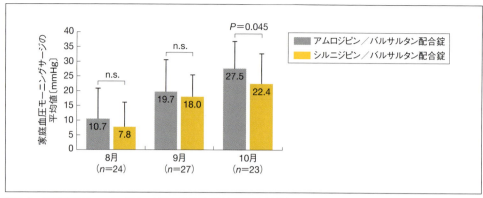

**図1-3　家庭血圧モーニングサージの月別変化（前年同月と比較）**
n.s. は有意差なし，$n$ は測定回数を示す．$P$ 値は paired $t$-test により算出した．

ニングサージが上昇してくる X 年 7 月末に，アムロジピン 5 mg をシルニジピン 10 mg に変更した．その後，X-1 年の同じ季節と，シルニジピン変更後のモーニングサージの変化を月別（8 月，9 月，10 月）に観察した．

### ☑ 変更後の処方

- シルニジピン／バルサルタン配合錠（10 mg／80 mg）1 日 1 回 1 錠（就寝前）
- ドキサゾシン錠 4 mg 1 日 1 回 1 錠（就寝前）

### ☑ 処方変更の結果

◆ 気温が低下し，家庭血圧モーニングサージが大きくなる 10 月において，シルニジピン／バルサルタン配合錠はアムロジピン／バルサルタン配合錠と比較して，有意差をもってモーニングサージを抑制した（図1-3）．シルニジピンは交感神経活性が亢進した高血圧患者におけるモーニングサージの抑制に有用である可能性が考えられた．

## B　Ca拮抗薬の使いかた

### ☑ 適応

◆ 日本高血圧学会発表の「高血圧診療ガイドライン（JSH2014）」[1] において，カルシウム拮抗薬（Ca 拮抗薬）は第一選択薬に位置づけられており，左室肥大，頻脈，狭心症，慢性腎臓病〔蛋白尿（−）〕，脳血管障害慢性期の高血圧症例には積極的に使用される．

### ☑ 作用機序

◆ Ca イオンの流入にかかわる L 型（long lasting 型．血管平滑筋や心臓に広く分布し，賦活化速度が遅い）Ca チャネルを阻害することにより，血管平滑筋を弛緩させ，末梢血管抵抗を減弱させることで，降圧作用を発揮する．Ca 拮抗薬はジヒドロピリジン（DHP）系と非 DHP 系に分類されるが，おもに用いられるのは血管選択性が高い DHP 系 Ca 拮抗薬である．

◆ 現在用いられている Ca 拮抗薬には，L 型 Ca チャネルに選択性のある薬剤のほかに，N

型（neural 型．交感神経終末や腎の輸入・輸出細動脈などで作用する），T 型（transient 型．脳や神経，洞結節，腎の輸入・輸出細動脈などに分布し，賦活化速度が速く，一過性の作用を有する）に選択性があるものが使用されている．

◆ Ca 拮抗薬のおもな薬理作用は，①冠動脈および末梢血管の拡張，②心収縮力の抑制，③刺激伝導系の抑制である．DHP 系薬剤は急速かつ強力に降圧作用を発揮し，心抑制作用は臨床用量ではほとんどみられない．脳，心臓，腎臓などの臓器血流保持効果に優れるため，臓器障害合併例や高齢者でも使用しやすい．

◆ 直接的な血管拡張作用が降圧機序であるため，内因性の交感神経活動やレニン・アンジオテンシン・アルドステロン系（RAAS）などの神経内分泌因子による影響が少なく，用量依存的に確実な降圧作用を期待できる．

◆ 多くの Ca 拮抗薬はシトクロム P450 3A4（CYP3A4）による肝代謝型であるが，CYP3A4 を抑制する $H_2$ ブロッカーやマクロライド系抗生物質，トリアゾール系抗真菌薬などを併

### シルニジピンは夜間家庭血圧を低下させるか？

　夜間血圧は，交感神経活動の亢進や腎機能障害に伴う循環血液量の増加などが原因で上昇し，昼間血圧や診察室血圧と比較して，心血管予後のより強い予測因子である．夜間血圧はこれまでは24時間自由行動下血圧測定（ABPM）のみで測定可能であり，現在も ABPM が夜間血圧測定のゴールドスタンダードであることには変わりない．しかし，近年，家庭血圧計で夜間血圧が測定可能なデバイスが開発され，少しずつ臨床応用されてきている．

　家庭血圧計で計測する夜間家庭血圧は，ABPM とは異なり反復測定可能であり，患者の身体的・心理的負担が少ないため忍容性も高く，患者固有の夜間血圧レベルの把握に有用であると考えられる．また，家庭血圧計が多く普及しているわが国の社会的背景を考えると患者に受け入れられやすいと予想される．夜間高血圧は心血管イベントリスクであるため，将来的には，高血圧患者は家庭血圧測定の一環として，夜間血圧も測定するようになることが望ましい．

　夜間家庭血圧測定が普及してくると，おのずとその血圧レベルが治療ターゲットとなりうるが，現時点では，夜間家庭血圧に対する介入研究・エビデンスは乏しい．一方，シルニジピンは N 型 Ca チャネルを阻害することにより交感神経活性の亢進を抑制する．交感神経活性が亢進した早朝高血圧患者であるほど，より強力に降圧作用を発揮するとともに，Riser 型を含む血圧日内変動異常を正常パターンに近づけることが報告されている．夜間血圧レベル上昇の機序を考えると，シルニジピンは夜間高血圧患者の血圧レベルを至適レベルにコントロールできる可能性がある．また，患者固有の背景因子の影響がダイレクトに反映される夜間家庭血圧測定において，より顕著にその変化が現れるものと予想される．

　夜間家庭血圧測定においては，「いつ測定し，何回測定すればよいか」などの測定法の問題が残るが，それらが解決され，さらに，夜間家庭血圧値の有する臨床的意義が明らかとなったうえで，夜間家庭血圧測定が日常臨床で広く普及していくことが望まれる．そのなかでシルニジピンの夜間家庭血圧に対する特有の作用が解明されていくことを期待したい．

用している場合には，血中濃度が上昇し，作用が増強される可能性がある．また，グレープフルーツに含まれるフラノクマリンは小腸粘膜の CYP3A4 や P 糖蛋白の作用を除外し，フェロジピンやニソルジピンなどの一部の Ca 拮抗薬の吸収を促進して作用を増強させることがある．

### ☑ 副作用

- 末梢血管拡張に伴う動悸，頭痛，ほてり感，末梢性浮腫（下肢），歯肉増生や便秘などがあげられる．末梢性浮腫は，静脈系では動脈系に比べ Ca 拮抗薬の血管拡張作用が乏しいことによる毛細管圧の上昇が原因であると考えられており，減薬や利尿剤の併用などでも消失しない場合がある．

### ☑ 禁忌

- 非 DHP 系 Ca 拮抗薬（ベラパミル，ジルチアゼム，ベプリジル）は，心抑制作用をもつために心不全患者や高度徐脈患者には禁忌である．また，Ca 拮抗薬に過敏症（蕁麻疹，紅皮症，顆粒球減少症など）がある患者に対しても禁忌である．潜在性心疾患を有する高齢者への投与や，ジギタリス，β 遮断薬との併用には十分注意が必要である．高血圧緊急症に対するニフェジピンカプセルの舌下投与は，過度の血圧低下や反射性頻脈をきたすことがあるため，禁忌である．

## C 同種同効薬の使い分け

- これまでに十数種類の Ca 拮抗薬が開発・市販されてきたが，現在の実臨床でおもに用いられる Ca 拮抗薬は数種類に限られる．よって，本章では，日常臨床の現場でよく使用されている Ca 拮抗薬の特徴を述べることとする．

**1) L 型 Ca チャネル抑制：ニフェジピン（アダラート®），アムロジピン（ノルバスク®，アムロジン®）**

- アムロジピンの血中半減期は長く（39 時間），緩徐に作用が発現するため，反射性頻脈が起きにくく，血圧変動を抑制する．

- ニフェジピンは最初に臨床応用された DHP 系 Ca 拮抗薬である．徐放製剤の開発により，血中濃度の日内変動が小さくなり，反射性交感神経亢進作用が軽減された．

- アムロジピン（10 mg）とニフェジピン CR 錠（80 mg）との高用量どうしの比較〔いずれもカンデサルタン（8 mg）との組み合わせ〕では，24 時間血圧，昼間血圧，夜間血圧に対して両者同等の降圧効果を示したが，ニフェジピン群はアムロジピン群と比較して，投与前のモーニングサージの値が高ければ高いほど有意にモーニングサージを低下させた[2]（図 1-4）．また，アムロジピン群では NT-proBNP 値を，ニフェジピン群では尿中微量アルブミン排泄量をそれぞれ有意に低下させた[2]．このように，高用量のアムロジピンとニフェジピンは，異なる心血管予後，臓器保護効果を示す可能性がある．

**2) L/N 型 Ca チャネル抑制：シルニジピン（アテレック®）**

- 慢性腎臓病患者では，交感神経活性の亢進に伴い糸球体内圧が上昇しているが，L/N 型

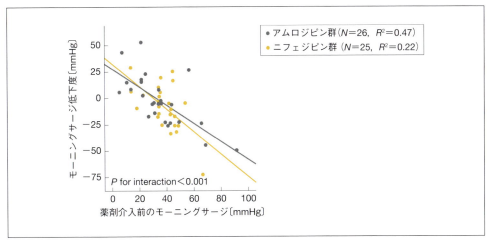

**図1-4** 高用量アムロジピンと高用量ニフェジピンのモーニングサージに対する効果の比較

[Mizuno H, et al.: Blood Press, 26: 284-293, 2017を一部改変]

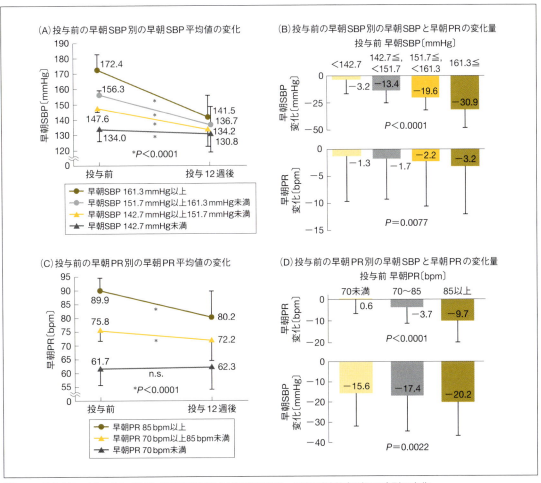

**図1-5** 投与前レベルごとに分けた早朝収縮期血圧(早朝SBP)・早朝脈拍数(早朝PR)別の変化

[Kario K, et al.: J Clin Hypertens (Greenwich), 15: 133-142, 2013を一部改変]

Caチャネル抑制薬を用いることで，輸入細動脈とともに輸出細動脈が拡張するため，糸球体内圧が低下し，蛋白尿の抑制につながる．

◆ 交感神経活動が亢進している早朝高血圧患者に対して有効的である[3]（図1-5）．

◆ 血圧日内変動異常を正常パターンに近づける[4]（図1-6）．とくに Riser 型では，夜間血圧レベルを低下させるとともに，交感神経活性が最も亢進する早朝の血圧レベルも有意に低下させることができる[4]（図1-6）．

◆ 早朝高血圧患者に対して，シルニジピン／バルサルタン配合剤はヒドロクロロチアジド／バルサルタン配合剤と同等に家庭血圧モーニングサージを低下させる[5]（図1-7）．

### 3）L/T 型 Ca チャネル抑制：ベニジピン（コニール®），アゼルニジピン（カルブロック®）

◆ 腎臓の輸入細動脈と輸出細動脈の拡張により，糸球体内圧が低下し，蛋白尿抑制効果を示す．

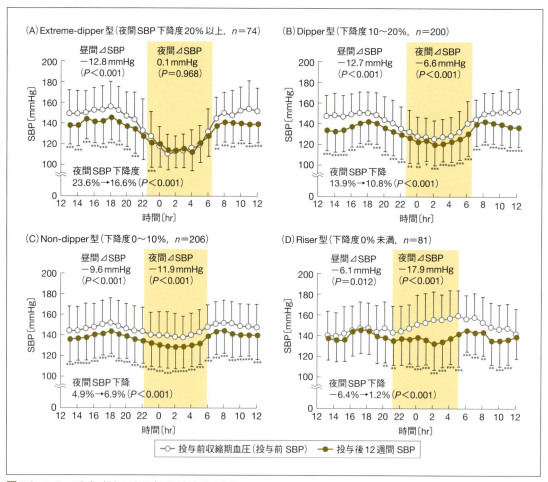

図1-6　シルニジピン投与による血圧日内変動の変化

［Kario K, et al.: J Clin Hypertens (Greenwich), 15: 465-472, 2013を一部改変］

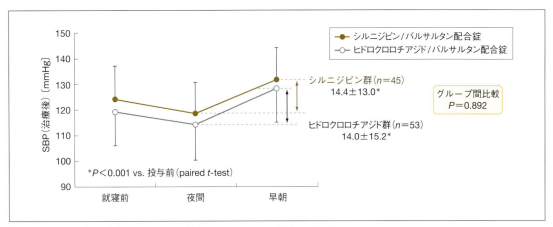

**図1-7 シルニジピンと利尿薬投与による家庭血圧モーニングサージの変化**

シルニジピン投与前に，早朝の収縮期血圧(SBP)≧135 mmHgまたは拡張期血圧(DBP)≧85 mmHgである患者を早朝高血圧患者とする．家庭血圧モーニングサージは「早朝SBP平均値−夜間SBP平均値」と定義し，データ通信が可能なICT(information and communication technology)機器で測定した．

[Fujiwara T, et al.: J Clin Hypertens(Greenwich), 20: 159-167, 2018を一部改変]

◆ アルドステロン合成過程では，T型チャネルを介したCa流入が関与しているため，L/T型Caチャネル抑制薬を用いることで，アルドステロン分泌を抑制し，血中アルドステロン濃度を低下させる．

◆ ベニジピンは冠攣縮を起こす患者に対して，主要心血管イベントの抑制作用を示す．

◆ アゼルニジピンは延髄中枢交感神経の抑制作用を有し，心拍数を低下させる．

### こう考える！ わたしの秘訣

- シルニジピンはN型Caチャネルの抑制を介して心拍数を低下させる．心拍数の増加は心血管イベントリスクであることから，心拍数が70 bpm以上を示す高血圧患者にはシルニジピンが有効であると考える(図1-5)．

- 中心血圧の上昇は上腕血圧上昇とは独立した心血管イベントリスクとなるが，アムロジピンはβ遮断薬と比較して中心血圧を有意に低下させた[6]．また，アゼルニジピン／オルメサルタンの組み合わせは，ヒドロクロロチアジド／オルメサルタンの組み合わせと比較して有意に中心血圧を低下させた[7]．中心血圧による影響をダイレクトに受ける脳や心臓，腎臓などに対してCa拮抗薬は臓器保護効果を有すると考えられる．よって，これらの高血圧臓器障害を合併する患者に対してはCa拮抗薬を積極的に用いるべきであると考える．

- 近年，血圧変動性の増大が，血圧平均値とは独立した心血管イベントリスクであることが報告されるようになり，注目されている．降圧薬の無作為化比較試験のメタ解析において，Ca拮抗薬は受診間血圧変動を有意に低下させることが報告されており[8](図1-8)，診察室での血圧値が受診ごとに大きく異なる高血圧患者に対してはCa拮抗薬が有効な治療手段であると考える．

Ⅰ. 高血圧に対する薬物治療

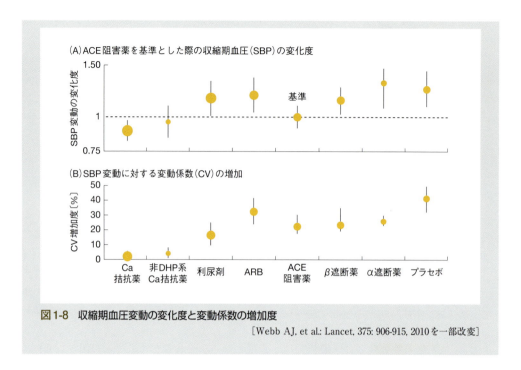

図1-8 収縮期血圧変動の変化度と変動係数の増加度

［Webb AJ, et al.: Lancet, 375: 906-915, 2010を一部改変］

（藤原健史　苅尾七臣）

■ 文 献 ■

1) 日本高血圧学会高血圧治療ガイドライン作成委員会 編：高血圧治療ガイドライン2014, p.45, 東京ライフサイエンス出版, 2014.
2) Mizuno H, et al.: Blood Press, 26: 284-293, 2017.
3) Kario K, et al.: J Clin Hypertens(Greenwich), 15: 133-142, 2013.
4) Kario K, et al.: J Clin Hypertens(Greenwich), 15: 465-472, 2013.
5) Fujiwara T, et al.: J Clin Hypertens(Greenwich), 20: 159-167, 2018.
6) Williams B, et al.(CAFE Investigators): Circulation, 113: 1213-1225, 2006.
7) Matsui Y, et al.: Hypertension, 54: 716-723, 2009.
8) Webb AJ, et al.: Lancet, 375: 906-915, 2010.

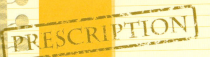

# 2 ミネラルコルチコイド受容体拮抗薬をいつ，どう使う？

## A 症例提示

**患者** 72歳，男性

**入院目的** 高血圧，腎機能障害の精査目的

**現病歴** 40歳時にくも膜下出血を発症．以後，高血圧の治療を開始した．このころより低カリウム血症を指摘されていた．5年前より尿異常が生じ，血清クレアチニンレベルが軽度であるが徐々に上昇傾向を認めるようになる．多剤の降圧薬を処方されるが，拡張期高血圧が持続するため，精査のために当院に入院となる．

**嗜好および既往歴** 喫煙：禁煙中，40本/日・15年間．糖尿病なし，脂質異常症あり．

**家族歴** 高血圧の家族歴は明らかではない．

**検査所見**

生化学　　：BUN 35 mg/dL, Cr 2.28 mg/dL, UA 8.6 mg/dL
電解質　　：Na 143 mEq/L, K 3.2 mEq/L, Cl 104 mEq/L, Ca 9.2 mg/dL, P 3.7 mg/dL,
血液ガス　：pH 7.43, pCO$_2$ 46 mmHg, pO$_2$ 86 mmHg, HCO$_3^-$ 30.5 mmol/L
内分泌　　：PRA 1.2 ng/mL/時, P-ALDO 41.1 ng/dL, P-ALDO/PRA＝34.2, ADRN 77, NORA 612,
　　　　　　NT-proBNP 500 pg/mL
尿・腎機能：淡黄・清，比重 1.012, pH 6.0, 尿蛋白（2＋），尿糖（－），ウロビリ（±），尿潜血（1＋），尿中ケトン体（－），
　　　　　　細菌（－），eGFR 22.9 mL/分/1.73 m$^2$, 尿沈渣：RBC 5～10個/1視野，WBC 1～3個/1視野

## 経過

◆ 各種負荷試験，画像診断（図2-1 A），副腎静脈サンプリングを行い，左副腎腺腫による原発性アルドステロン症と診断した．スピロノラクトン 50 mg/日の追加投与を開始した．スピロノラクトン治療前のホルター心電図（Holter ECG）では上室期外収縮（PAC）の頻度が 5,520/日であったが，スピロノラクトン治療後では PAC は210/日に減少していた．投与前後で心房細動は認めなかった．その後，左副腎腫瘍摘出術を施行され，副腎腺腫による原発性アルドステロン症であることが確かめられた（図2-1 B）．

## 処方

・アルダクトン®A 錠（スピロノラクトン）50 mg/日・分1

## B ミネラルコルチコイド受容体拮抗薬（MR拮抗薬）の使いかた

◆ ミネラルコルチコイド受容体拮抗薬（MR 拮抗薬）は，高血圧治療においては第一選択薬に対する追加療法として用いられ，海外の高血圧治療ガイドラインでは第四選択薬の位置づ

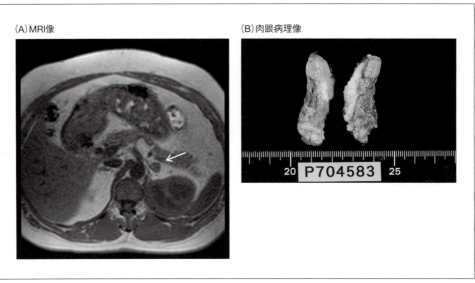

**図2-1　MRI所見および摘出副腎腫瘍の肉眼的病理所見**
MRI画像では矢印の部位に副腎腺腫が疑われた．

けである．高血圧，心不全，左室収縮障害，心筋梗塞後の患者に対して，効果が確立された治療薬であるが，降圧・利尿効果がマイルドであるため，カリウム保持作用以外の臓器保護効果や予後に対する効果についての評価はかならずしも広く認識されておらず，再確認する必要がある．

◆ MRは，ミネラルコルチコイド（鉱質コルチコイド）とグルココルチコイド（糖質コルチコイド）の両者に結合する細胞内受容体である．MRは腎臓のみならず心臓など多くの臓器で発現が認められている．腎上皮細胞においては，MR活性化とその核内移動により，Na/K代謝，Na再吸収，K排泄，それに伴う細胞外液増加，血圧上昇を生じる．

◆ MR拮抗薬の臓器保護作用メカニズムは，血管炎症，マクロファージ活性化，酸化ストレス，内皮機能障害，心筋線維化に関連する可能性が示されている[1]（図2-2）．種々の研究から，MR活性化と心臓線維化，冠動脈疾患，メタボリックシンドローム，脳血管疾患との関連が示されている．加えて，高齢化により頻度が増える心房細動などの不整脈へのMR拮抗薬の作用も注目される[1]（図2-2）．

## ☑ MR拮抗薬の不整脈・突然死予防作用

### 1）心房性不整脈に対する作用

◆ 前臨床研究においてMR拮抗薬の心房性不整脈への作用を示す報告は多く，心筋細胞の電気生理学的特性，再分極異常，イオンチャネル異常，一酸化窒素（NO）の利用，心房機能，心筋線維化などへの直接的な作用と，高血圧，心不全，低カリウム血症の抑制などの間接的な作用によるものと考えられる．MR発現増加と心房線維化との関連はヒト心房細動（AF）や細胞レベルのAFモデルでも検討され，MRの活性化は心房性不整脈の素地となり，それは，心房線維化，心筋肥大，伝導異常による影響とする報告を認める．

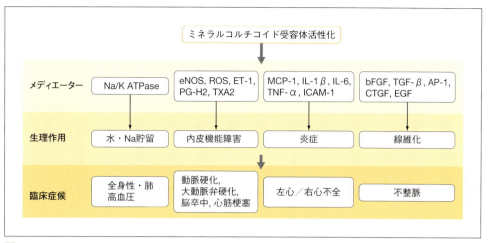

図2-2 ミネラルコルチコイド受容体活性化の病態生理学的効果と心血管疾患の関連
ミネラルコルチコイド受容体活性化は，電解質バランス，炎症，内皮機能，線維化に影響するメディエーターや細胞内シグナルを介して心血管イベントを引き起こす．

[Parviz Y, et al.: Trends Endocrinol Metab, 26: 201-211, 2015を一部改変]

- AF患者では血清アルドステロン濃度が上昇しているほか，原発性アルドステロン症における AF 発症リスクは12倍高値を示していた．MR 拮抗作用をもつスピロノラクトンの前投与によって，心室頻拍ペーシングモデルにおける心房線維化や AF 発症誘発は抑制された．イヌを用いた持続性 AF モデルでは，スピロノラクトンやエプレレノン（スピロノラクトン誘導体）により，心房構造変化や心房機能を改善させ，心筋アポトーシス，筋肉融解，ミトコンドリア腫大，心房駆出率の改善を認めた．

- MR 拮抗薬の AF 患者への有効性を認めた小規模な後向き研究での検討として，83人の AF 患者のうち，23人に対して3カ月以上スピロノラクトンでの治療が行われたが，スピロノラクトン治療群では AF 関連の入院や電気的除細動の必要性の頻度が減少し，アブレーション後の洞調律維持に寄与していた．161人の AF 患者を対象にした試験では，55人がエプレレノン使用群，106人が非使用群で，アンジオテンシン変換酵素阻害薬（ACE 阻害薬）とアンジオテンシンⅡ受容体遮断薬（ARB）は両群で同程度使用されていたが，24カ月のフォローアップ期間において，エプレレノン使用群で AF エピソードがなかった患者の割合は60％，プラセボ群（非使用群）では40％で，エプレレノン使用群では有意に AF リスクの低下を認め，多因子回帰分析では，エプレレノン使用が洞調律維持の独立した因子であった．EMPHASIS-HF 試験では，平均2年のフォローアップ期間に，エプレレノン使用群 2.7％，対照群 4.5％で新規 AF 発症を認め，新規 AF 発症はエプレレノン群で減少しており[2]（図2-3），同様の結果が SPIR-AF 試験でも認められた．

- ARB においても，これまで心不全患者を対象とした臨床試験のサブ解析において，高齢者に多い AF 発症に対する抑制作用が報告されていたが，心不全患者に限定しない場合の心房細動発症抑制効果については，大規模臨床試験で否定的な結果が報告されている．

### 2）心室性不整脈に対する作用

- ミネラルコルチコイドは，心室性不整脈や突然死においても重要な役割を果たすことが知

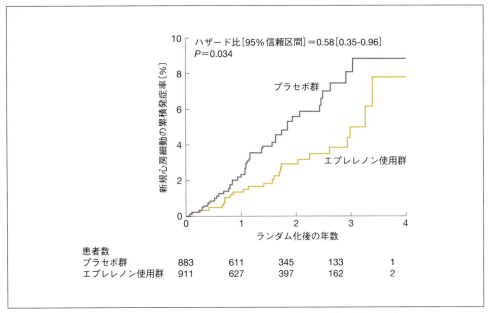

**図2-3　ミネラルコルチコイド受容体拮抗薬の新規心房細動および心房粗動の発症への効果**
ベースライン時に心房細動および心房粗動を認めない症例における新規発症を示す．
〔Swedberg K, et al.（EMPHASIS-HF Study Investigators）: J Am Coll Cardiol, 59: 1598-1603, 2012を一部改変〕

られており，心臓でのMR過剰発現が，マウスモデルで心室性不整脈や突然死と関連することが示されている．心臓特異的なMR過剰発現モデルでは，イオンチャネルリモデリングや心室再分極延長が示されている．

◆ MR拮抗薬による心臓突然死の抑制効果がRALES試験，EPHESUS試験，EMPHASIS-HF試験で認められており，これらメタ解析でも，左室収縮障害例では，MR拮抗薬により心臓突然死を抑制できることが示されている．スピロノラクトンとエプレレノンが心室期外収縮，および突然死を抑制していた報告や，心筋梗塞後にMR拮抗薬とACE阻害薬を併用すると突然死が抑制されたという報告がある．しかし左室収縮障害のない患者における突然死や心室性不整脈の抑制効果は明らかではなく，MR拮抗薬の心房性不整脈抑制作用の評価とともにさらなる臨床試験が必要である．

## MR拮抗薬が有用な心血管疾患

◆ 左室収縮障害を伴う心不全に対する効果はRALES試験やEPHESUS試験で示され，MR拮抗薬治療24カ月後において30％の死亡率低下を認めた．EMPHASIS-HF試験では24％の心血管死の減少，42％の心不全入院の減少を認めた．一方，腎機能障害例では高カリウム血症を生じさせるリスクも示されている．REMINDER試験では，ST上昇型心筋梗塞(STEMI)発症24時間以内のMR拮抗薬投与は予後を改善させることが示されており，これは心不全予後とは独立していた．

◆ 収縮能が正常域に保持された心不全〔HFpEF（heart failure with preserved ejection fraction）〕は，拡張不全がその病態として考えられているが，MR活性化が左室肥大や心筋組織コラーゲン沈着を引き起こすことから，MRの作用はHFpEFの拡張障害の病態生理に関連して

### 心筋梗塞に対するミネラルコルチコイド受容体拮抗薬の効果

　急性心筋梗塞患者に対する早期のミネラルコルチコイド受容体拮抗薬（MR 拮抗薬）の投与効果をみた ALBATROSS 試験[3]によると，心筋梗塞後の駆出率（EF）が平均50％と収縮力が保たれ，心不全を示さない患者群では，MR 拮抗薬の有効性は認められなかった．1,603人の患者を MR 拮抗薬投与（標準治療にスピロノラクトン追加）群および標準治療群に振り分け，一次複合エンドポイントを死亡，心停止，心室性不整脈，植込み型除細動器（ICD）植込み，心不全増悪として6カ月間フォローアップしたところ，一次エンドポイントや死亡は両群で差を認めなかった．

　1,229人の ST 上昇型心筋梗塞（STEMI）患者群においては，MR 拮抗薬投与群において死亡率の低下を認めたが，非 ST 上昇型心筋梗塞群ではこの効果を認めなかった．高カリウム血症は MR 拮抗薬投与群で有意に高頻度に生じていた．STEMI の患者はリモデリングが起こりやすいため，MR 拮抗薬の線維化抑制効果が有意に作用した可能性も考えられているが，このように MR 拮抗薬の心筋梗塞後や慢性心不全に対する効果は，対象の心機能低下の程度に影響され，一定していなかった．

いる．しかし，OPTIMIZE-HF 試験では，MR 拮抗薬で治療した HFpEF 患者487人において，2.4年間のフォローアップ期間中には，心血管死や入院の発生率に対する MR 拮抗薬治療の優位性を認めなかった．TOPCAT 試験は，3,345人の HFpEF 患者をスピロノラクトン治療群とプラセボ群に振り分けて行われているが，一次複合エンドポイントである，心血管予後，突然死，心不全入院では有意差を認めなかった．一方，心不全入院だけでは有意な低下が認められ，サブグループ解析において，ベースラインの BNP レベルが高い群ではスピロノラクトンの有効性を認めた．

◆そのほか，肺高血圧の進展，透析患者における心血管および脳血管疾患による死亡率，あるいは心血管・脳血管疾患の有病率，肥満，脂質異常症，インスリン抵抗性，メタボリックシンドローム，冠血管形成後リモデリング，大動脈弁疾患，脳卒中への MR 拮抗薬の有効性を示す報告がある．

## C 同種同効薬の使い分け

◆スピロノラクトンは受容体への高い親和性がある一方，非特異性が示されている．プロゲステロンに対する構造的類似性から，プロゲステロン受容体，アンドロゲン受容体，グルココルチコイド受容体に，低い親和性であるが結合するため，男性の女性化乳房，女性では生理不順などの内分泌的副作用を認めている．エプレレノンはステロイドコンパウンドで，MR に高い選択性をもち，プロゲステロン受容体，アンドロゲン受容体への結合親和性は低いため，内分泌的副作用がきわめて少ない．

◆エプレレノンと比較し，スピロノラクトンは受容体親和性が高く，薬剤および代謝物の排泄半減期が長いことから，効果が高い反面，高カリウム血症の頻度の高さに関連していると考えられた（表2-1）．

表2-1 ミネラルコルチコイド受容体拮抗薬(MR拮抗薬)の特徴

| | スピロノラクトン | エプレレノン | フィネレノン |
|---|---|---|---|
| 化学基 | ステロイド | ステロイド | 非ステロイド |
| 作用機序 | 競合的阻害 | 競合的阻害 | 競合的阻害 |
| MR 親和性 | +++ | + | +++ |
| MR 選択性 | ± | +++ | +++ |
| non genomic 作用 | なし | あり | 不明 |
| 作用の速度 | 緩徐 | 迅速 | 不明 |
| 生物学的利用能 | 60〜90% | 不明 | 94%(ラット) |
| 分布容量 | 不明 | 43〜90 L | 不明 |
| 蛋白結合率 | 90% 血清蛋白結合 | 50% 血清蛋白結合 | 不明 |
| 代謝 | 肝代謝で活性代謝物 | 肝臓で CYP3A4 により非活性代謝 | 不明 |
| 薬物半減期 | 1〜2時間 | 4〜6時間 | 8.5時間(ラット) |
| 活性代謝物 | あり | なし | 不明 |
| 薬剤および代謝物の排泄半減期 | 10〜35時間 | 4〜6時間 | 不明 |

出典:Parviz Y, et al.: Trends Endocrinol Metab, 26: 201-211, 2015.

◆ 新規 MR 拮抗薬であるフィネレノンは,非ステロイド系であるが,スピロノラクトンと同程度の血行動態への効果がある一方で,腎臓と心臓の MR への親和性の違いから高カリウム血症や腎機能悪化のリスクは低いと報告されており,高い安全性をもつと想定され,臨床試験が進行中である.

**こう考える! わたしの秘訣**

- 降圧効果,利尿作用のみならず,臓器保護作用を考慮したレニン・アンジオテンシン系阻害薬(RAS 阻害薬)の使用に配慮する.
- ミネラルコルチコイド受容体拮抗薬(抗アルドステロン薬)は eGFR 低下が進行するに従って高カリウム血症の出現に注意が必要であり,適度な食事指導・飲水量指導も必要である.
- エプレレノンとスピロノラクトンの効力の違いから,eGFR を参考に,それぞれの使い分けや用量調節を行う.

(藤野貴行　　長谷部直幸)

■ 文 献 ■

1) Parviz Y, et al.: Trends Endocrinol Metab, 26: 201-211, 2015.
2) Swedberg K, et al. (EMPHASIS-HF Study Investigators): J Am Coll Cardiol, 59: 1598-1603, 2012.
3) Beygui F, et al. (ALBATROSS Investigators): J Am Coll Cardiol, 67: 1917-1927, 2016.

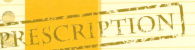

# 3 α遮断薬，β遮断薬は降圧薬ではないの？

## A 症例提示1：α遮断薬

**患者** 58歳，男性，会社員

**現病歴** 5年前より高血圧を指摘され，近医にて複数の降圧薬が処方されているが，血圧コントロールが不十分で，家庭での早朝血圧が高い．

**所見** 身長 165 cm，体重 72 kg，腹囲 95 cm，自宅での早朝血圧 154/90 mmHg，心拍数 72/分．

尿検査　　：尿蛋白（2＋）

血液検査　：中性脂肪 240 mg/dL，**HDL-C** 36 mg/dL，**HbA1c** 6.8%，空腹時血糖 128 mg/dL，血清Cr 1.48 mg/dL，血清K 5.2 mEq/L．

**内服薬**
- ミコンビ® 配合錠 AP（テルミサルタン 40 mg／ヒドロクロロチアジド 12.5 mg），朝
- アムロジピン錠（アムロジピン）5 mg，朝

### ☑ 今後の治療方針

◆ 本症例はメタボリックシンドロームを合併した高血圧患者である．すでにアンジオテンシンⅡ受容体遮断薬（ARB）＋カルシウム拮抗薬（Ca 拮抗薬）＋利尿薬の3剤が投与されているが，血圧のコントロールが不十分であり，治療抵抗性高血圧と考えられる．また，糖尿病性腎症を合併しており，血清カリウム（血清 K）値が高いため，アルドステロン拮抗薬は投与できない．家庭での早朝血圧が高く，脂質異常症も合併しているため，α遮断薬のよい適応と考える（詳細は後述する）．

◆ $\alpha_1$アドレナリン受容体選択性のドキサゾシン（カルデナリン®錠）を就寝前に2 mg から投与開始し，効果不十分であれば4 mg まで増量する[1]．

### ☑ 追加する降圧薬

◆ 前出の2剤に加えて，
- カルデナリン® 錠（ドキサゾシン）2〜4 mg，就寝前

### ☑ 高血圧治療とα遮断薬・β遮断薬

◆ 高血圧は心血管イベントを発生させる最も重要なリスク因子であり，厳格な降圧治療が求められている．主要な降圧薬として，Ca 拮抗薬，アンジオテンシン変換酵素阻害薬（ACE 阻害薬），ARB，サイアザイド系利尿薬（利尿薬），β遮断薬，α遮断薬の6種類が使用されてきた．日本高血圧学会「高血圧治療ガイドライン2004（JSH 2004）」では，この6種のいずれか1剤から治療を開始し，2剤めの併用薬の選択について，エビデンスをもとにさまざ

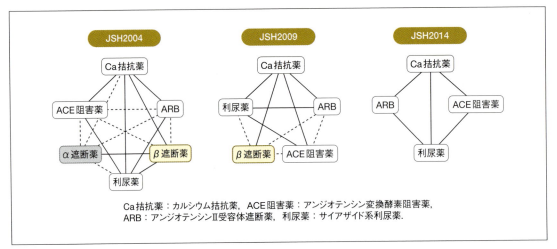

**図3-1 主要な降圧薬と併用療法**
JSH 2004では6種類であった主要な降圧薬は，JSH 2009ではα遮断薬が削除され5種類となり，JSH 2014ではβ遮断薬が削除され4種類となった．しかしβ遮断薬は，第一選択薬から除外された訳ではない．

　　まな組み合わせを推奨している．

- ところが，5年後に発表されたJSH 2009では，第一選択薬となる降圧薬からα遮断薬が姿を消し，主要な降圧薬が5種類とされた．さらに最新のJSH 2014[2)]ではβ遮断薬が削除され，第一選択薬となる降圧薬は4種類に限定されたかのようにみえる（図3-1）．循環器専門医であれば，この図からα遮断薬，β遮断薬が削除されても，患者の病態にあわせて2剤をうまく使いこなすことができると考えるが，非専門の実地医家においては，この2剤を降圧薬として選択しなくなる可能性がある．現にJSH 2009以降，α遮断薬の使用頻度はかなり低下している．このままでは，β遮断薬の使用頻度も低下しかねない．

- 本章では，自律神経作動薬であるα遮断薬とβ遮断薬の効果，エビデンスを振り返り，今後，この2剤を降圧薬としてどのように活用すべきかを考える．

## B　α遮断薬による高血圧治療

### ☑ α遮断薬の作用機序

- 交感神経の受容体の1つであるα_1受容体は，全身の血管に分布している．α遮断薬はこのα_1受容体を遮断することにより，血圧を低下させる．また本剤は，グリコーゲンの分解を抑制する作用，膵臓からのインスリン分泌を促進する作用，血清コレステロール減少およびHDL上昇などの脂質代謝改善作用をあわせもつため，脂質異常症や糖尿病，メタボリックシンドロームを合併している患者に適していると考えられている．

- ところが，ALLHAT試験[3)]において，α_1遮断薬治療群（ドキサゾシン投与群）は利尿薬治療群に比べ心不全発症を約2倍増加させる結果となり，研究が早期に中止された．その結果α遮断薬は，ほとんどの高血圧治療ガイドラインの第一選択から外された．その後は高

表3-1 主要なβ遮断薬とα遮断薬の一般名・薬品名とその特徴

|  |  | 一般名（薬品名） | 脂溶性／水溶性 | ISA |
|---|---|---|---|---|
| β遮断薬 | | | | |
| $β_1$非選択性 | | プロプラノロール（インデラル®） | 脂溶性 | （－） |
| | | カルテオロール（ミケラン®） | 水溶性 | （＋） |
| | | ピンドロール（カルビスケン®） | 中間性 | （＋） |
| $β_1$選択性 | | ビソプロロール（メインテート®） | 脂溶性 | （－） |
| | | 酒石酸メトプロロール（セロケン®） | 脂溶性 | （－） |
| | | アテノロール（テノーミン®） | 水溶性 | （－） |
| | | ランジオロール（オノアクト®） | 水溶性 | （－） |
| αβ選択性 | | カルベジロール（アーチスト®） | 脂溶性 | （－） |
| | | ラベタロール（トランデート®） | 脂溶性 | （－） |
| α遮断薬 | | | | |
| $α_1$, $α_2$非選択性 | | フェントラミン（レギチーン®） | | |
| $α_1$選択性 | | プラゾシン（ミニプレス®） | | |
| | | ドキサゾシン（カルデナリン®） | | |

ISA：内因性交感神経刺激作用

血圧の治療現場では$α_1$遮断薬が使用される機会が少なくなっている．しかし，厳格な降圧が心血管疾患リスク低下において最も大切であることから[4]，ALLHAT試験[3]の結果だけで$α_1$遮断薬を否定するべきではないと考える．

◆ α受容体には$α_1$と$α_2$が存在するが，その両方を遮断した場合には，血管の収縮は抑制できるものの，ノルアドレナリンが増加する可能性があるため，降圧薬としては$α_1$選択性の高い薬剤が汎用されている（表3-1）．

◆ 早朝高血圧は心血管疾患リスクとなるが，$α_1$遮断薬を就寝前に投与することにより，早朝の血圧が著明に低下する症例が多い．これらの効果は，臨床の現場では確認されているものの，はっきりとしたエビデンスがないことが問題点である．

## α遮断薬の使いかた

◆ JSH 2014[2]では，Ca拮抗薬，ACE阻害薬またはARB，利尿薬の3剤を組み合わせて投与し，それでも血圧のコントロールが不十分な場合に4段階めの降圧薬として抗アルドステロン薬（ミネラルコルチコイド受容体拮抗薬），α遮断薬，β遮断薬の投与を考慮することを推奨している．

◆ $α_1$遮断薬が有用である疾患は，二次性高血圧の代表的疾患である褐色細胞腫である．頭痛，動悸，発汗，顔面蒼白などの症状が発作性の高血圧を伴う場合は本症を疑う．褐色細胞腫にβ遮断薬を単独で用いることは，α受容体を介した血管収縮により血圧上昇を引き起こすため禁忌とされており，かならず十分量のα遮断薬と併用する必要がある．褐色細胞腫クリーゼに対しては，非選択的α遮断薬フェントラミンの静注と選択的$α_1$遮断薬ドキサゾシンの経口薬を使用する．

◆ α遮断薬投与時の注意点は，初回投与現象（first dose phenomenon）として，起立性低血圧

Ⅰ．高血圧に対する薬物治療

によるめまい，動悸，失神があることである．とくに高齢者においては，夜間の転倒などが懸念されるため，注意を要する．

◆ α遮断薬は，高血圧の第一選択薬ではないが，さまざまな病態の症例に有用な降圧薬であることは間違いない．今後も，症例の病態を詳しく評価して，本剤を適切に使用していただきたい．

## C 症例提示2：β遮断薬

**患者** 64歳，男性，自営業

**現病歴** 10年前から高血圧と脂質異常症を指摘され，経口薬による薬物治療中であったが，2年前に前壁中隔心筋梗塞を発症した．緊急で経皮的冠動脈形成術が施行され，その後は心不全症状もなくNYHA心機能分類Ⅰ度の状態で仕事にも復帰している．

**所見** 身長168 cm，体重73 kg，腹囲92 cm，自宅で測定した早朝血圧136/88 mmHg，心拍数88/分・整．

**血液検査**：LDL-C 96 mg/dL，中性脂肪 124 mg/dL，HDL-C 54 mg/dL，HbA1c 6.6%，空腹時血糖 123 mg/dL，血清Cr 1.12 mg/dL，血漿BNP 186 pg/mL．

**内服薬**
① 高血圧に対して
・タナトリル®（イミダプリル）5 mg，朝
・ナトリックス®（インダパミド）0.5 mg，朝
・バイアスピリン®（アスピリン）100 mg，朝
② 脂質異常症に対して
・クレストール®（ロスバスタチン）2.5 mg，朝

### ☑ 今後の治療方針

◆ 本症例は心筋梗塞後の高血圧患者である．自覚症状はないがBNPが186 pg/mLとやや高値であり，軽い慢性心不全の状態と考えられる．自宅での早朝血圧は136/88 mmHgとやや高く，心拍数も88/分と高いことから，交感神経系が緊張した状態と考えられ，β遮断薬のよい適応である．

◆ ビソプロロール（メインテート®）を0.625 mgから開始し，自覚症状，心拍数，BNPなどを観察しながら2〜4週ごとにゆっくりと増量し，可能であれば，ビソプロロール5 mgまで増量する．糖尿病，脂質異常症を合併しているが，$\beta_1$受容体選択性（以下，$\beta_1$選択性）の高いビソプロロールでは，本病態が悪化する可能性は低いと考える．心筋梗塞を合併した高血圧患者では，β遮断薬（ビソプロロール，カルベジロール）はぜひ，投与すべき薬剤である．

### ☑ 追加する降圧薬

◆ 前出の4剤に加えて，
・メインテート®（ビソプロロール）0.625 mg，朝（可能であれば5 mgまで増量する）

## D β遮断薬による高血圧治療

- β遮断薬は，50年以上の歴史をもつ降圧薬であり，さまざまな大規模臨床試験において心血管イベントを抑制し，心不全の長期予後を改善することが確認されている．しかし，わが国においては，β遮断薬が降圧薬として投与されている症例は10％程度にとどまっており，たいへん使用頻度が低いことが問題視されている．

- β遮断薬は，心拍数の低下，心拍出量の低下，レニン産生の抑制，中枢での交感神経抑制などの作用により降圧する．JSH2014[2)]では，心不全，頻脈，狭心症を合併する高血圧症例，もしくは心筋梗塞後の高血圧症例にはβ遮断薬が積極的な適応とされている．また，甲状腺機能亢進症などを含む高心拍出型症例，高レニン性高血圧，大動脈解離，先天性QT延長症候群にも投与される．したがってβ遮断薬は，α遮断薬と異なり，第一選択薬として投与することも可能な薬剤である．

### β遮断薬の使い分け

- β遮断薬は，長年にわたりさまざまな薬剤が開発された歴史があり，各薬剤の効果がずいぶん異なる（表3-1）．したがって本剤の有用性を考えるうえでは，クラスエフェクトではなく各薬剤のドラッグエフェクトをよく理解して使い分ける必要がある．β遮断薬の特徴は，水溶性／脂溶性，内因性交感神経刺激作用（ISA）の有無，$β_1$選択性の有無などにより分類される．最近の大規模臨床試験の結果を考慮すると，脂溶性でISAを有さないβ遮断薬が有用であると考えられている[5〜7)]．

### 心筋梗塞後に心不全を合併した高血圧症例への使用

- 心筋梗塞後には，虚血イベントの再発，致死性不整脈，心不全などのリスクが高まるが，β遮断薬はこれらの予後を規定する因子のすべてに有用である．とくに，心不全を合併しやすい心筋梗塞後の症例には，心不全の予後を改善するβ遮断薬を投与することが望ましい．

- 大規模臨床試験の結果では，コハク酸メトプロロール[5)]，カルベジロール[6)]，ビソプロロール[7)]が心不全の長期予後を改善している．このうち，わが国で使用可能な薬剤は，カルベジロールとビソプロロールの2種類である．

- カルベジロールは，$β_1$選択性がないため気管支喘息患者には禁忌となる．ビソプロロールは，最も$β_1$選択性が高いので，慢性閉塞性肺疾患（COPD）患者や喘息患者に対しても注意深く投与すれば使用可能である．β遮断薬は脂質代謝や糖代謝に悪影響を与えると考えられてきたが，カルベジロールとビソプロロールではこれらの副作用は少ないと考えられている．また，冠攣縮性狭心症を合併する症例には，Ca拮抗薬を併用しながら投与すべきである．

### β遮断薬の使いかた

- 心不全を合併した高血圧患者にβ遮断薬を投与する場合は，心不全症状や血漿BNP値などをみながら，ゆっくりと慎重に増量する必要がある．初回投与量は，カルベジロールで1.25 mg，ビソプロロールで0.625 mgがめやすで，2〜4週ごとに慎重に増量する．

◆ β遮断薬は，心疾患を合併した高血圧患者の予後を著明に改善する，きわめて有用な降圧薬である．各β遮断薬の特徴，有用性をよく理解して，本剤の積極的適応症例には，ぜひβ遮断薬を併用していただきたい．

**こう考える！わたしの秘訣**

- α遮断薬は，今もなお有用な降圧薬である．治療抵抗性の高血圧で，早朝高血圧や脂質異常症，糖尿病，メタボリックシンドロームを合併した症例に投与している．
- β遮断薬は，心不全，頻脈，狭心症を合併した高血圧患者に有用な降圧薬である．とくに，心筋梗塞後に心不全を合併した症例には必須の薬剤と考えており，汎用している．
- わが国におけるβ遮断薬の使用頻度は，非常に低い．現在の3倍は使用していただきたい薬剤であると考えている．
- β遮断薬は，頻脈性心房細動の症例にも有用な薬剤であり，ほとんどの症例に投与している．わが国ではビソプロロールとカルベジロールが保険適用となっている．

（平光伸也）

### 文 献

1) Kario K, et al.: Am J Hypertens, 17: 668-675, 2004.
2) 日本高血圧学会高血圧治療ガイドライン作成委員会 編：高血圧治療ガイドライン2014. ライフサイエンス出版, 2014.
3) ALLHAT Officers and Coordinators for the ALLHAT Collaborative Research Group: JAMA, 288: 2981-2997, 2002.
4) Wright JT Jr, et al.(SPRINT Research Group): N Engl J Med, 373: 2103-2116, 2015.
5) MERIT-HF Study Group: Lancet, 353: 2001-2007, 1999.
6) Packer M, et al.: N Engl J Med, 334: 1349-1355, 1996.
7) CIBIS-Ⅱ Investigators and Committees: Lancet, 353: 9-13, 1999.

# 4 降圧薬を選択するときに，何か抜けていませんか？

## A 症例提示

**患者** 75歳，男性．
**診断名** 慢性心不全の急性増悪
**主訴** 夜間発作性呼吸困難
**既往歴** 胃潰瘍(60歳)
**喫煙歴** 15年前まで20本/日
**現病歴** 20年くらい前より高血圧を指摘され，18年前より降圧薬の処方を受けていたが，飲んだり飲まなかったりしていた．5年前に当院へ転院し，前医からのアジルサルタン 20 mg/日・分1・朝とアムロジピン 5 mg/日・分1・朝の2剤を継続していたが，2カ月分を処方するも次回の来院は3カ月めであるなど，受診間隔はまちまちであった．診察室血圧はばらつきが多く，早朝家庭血圧は，煩雑であると測定していなかった．

1年前より，診察室血圧が156/70 mmHgと上昇し，インダパミド 1 mg/日・分1・朝が追加投与されたが，尿量が増えるという理由で，降圧薬は自己調節されていた．2週間前より夜間尿量が増加し，インダパミドの影響と考え，自己判断で休薬していた．1週間前より労作時呼吸困難が生じ，夜間に苦しくなり目が覚めるため，外来受診した．

**身体所見** 身長 165 cm，体重 60 kg，血圧 210/100 mmHg，脈拍 96/分，呼吸数 20/分．眼球結膜：貧血なし，眼瞼結膜：黄疸なし，頸静脈怒張あり，肺野：両側に湿性ラ音，心音：心尖部に汎収縮期雑音(Levine 分類Ⅱ度/Ⅵ度)，下腿浮腫．

**検査所見**
血液検査 ：Cr 1.0 mg/dL，BNP 560 pg/mL
心電図　 ：左室ストレインパターン
画像検査 ：胸部X線 肺胞浮腫(図4-1)，心エコー 左房拡大，軽度左室拡大，左室肥大，壁運動異常なし，EF 0.52，非リウマチ性中等度僧帽弁閉鎖不全症

## 経過

◆ 駆出率が保たれた心不全(HFpEF)の急性増悪と考え，入院を勧めるも，強く拒否された．したがって，外来にてニトログリセリンスプレー2噴霧の舌下投与とフロセミド20 mg 静注を行ったところ，1時間後に血圧150/70 mmHg，脈拍84/分と低下し，症状は軽快した．服薬状況を確認すると，薬が足らなくなってくると，アジルサルタンとアムロジピンを毎日交互に，インダパミドは，むくんだときだけ服薬していた．毎回来院時の前日と当日だけ指示どおり服薬していた．

◆ 処方をアジルサルタン 20 mg とアムロジピン 5 mg の配合剤に変更し，インダパミド

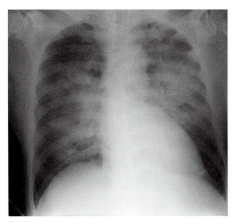

図4-1　胸部X線写真

1 mg/日に加え，他院から処方されていたファモチジン 40 mg/日・分2をラベプラゾール 10 mg/日・分1に変更し，一包化した．高血圧の治療意義を再度しっかり説明したところ，早朝家庭血圧の測定，塩分制限，有酸素運動が実践できるようになり，早朝家庭血圧 125/75 mmHg，診察室血圧 130/70 mmHg と安定した．

◆ 2カ月後の心臓 MRI 検査にて虚血も認めず，症状も安定した．外来継続加療となり，血圧も安定したため降圧薬を減量するも，以後3年間にわたり HFpEF の急性増悪は認めない．

## ☑ 最終処方

- アジルサルタン 20 mg とアムロジピン 5 mg の配合剤 1錠/日・分1，朝
- インダパミド 1 mg/日・分1，ラベプラゾール 10 mg/日・分1の一包化

## ☑ 本症例で問題となった点

① 降圧療法の意味を理解していない
② 服薬アドヒアランスが悪い
③ 降圧薬の意味を理解していない

## ☑ 本症例の処方決定の理由

### 1) HFpEF の急性増悪に対する治療

◆ HFpEF を併存する高血圧患者に対する治療法は確立していない．急性期治療は，HFpEF の急性増悪の発症様式が，交感神経賦活化による急激な血圧上昇，水分貯留，静脈収縮による血液の末梢から心臓への移動によることから（図4-2），今回は静脈拡張・動脈拡張の目的でニトロ製剤，利尿目的でループ利尿薬を投与し，急性期症状は改善した．

### 2) HFpEF 急性増悪の予防のための高血圧治療

◆ 慢性心不全は，一度入院すると5年生存率が著しく低下するため，今後は HFpEF 急性増悪の予防をにらんだ高血圧治療が必要である．HFpEF 急性増悪の予防に最も重要なことは，厳密な降圧である．米国心臓病学会（ACC）では，心不全予防のための降圧目標を 130/80 mmHg 未満としているほか，左室駆出率（LVEF）の値にかかわらず，心不全を併

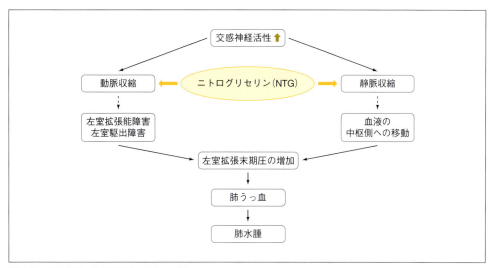

図4-2　HFpEFの急性増悪のメカニズム

存しているときには，増悪予防のため収縮期血圧を130 mmHg 未満にコントロールすることが推奨されている[3]．

◆ 収縮期血圧は"心拍出量×末梢血管抵抗"で類推されるが，拡張期血圧は大動脈の硬さ（stiffness）に依存するため，心不全併存率が高い高齢者においては収縮期血圧のみ高い患者が多い．収縮期血圧は，大動脈弁が開いているときの血圧で，左室の後負荷と直結している．さらに，収縮期血圧は120〜160 mmHg のあいだでは5 mmHg 程度過小評価されることも知られており，厳密に収縮期血圧をコントロールすることが重要である．

◆ HFpEF の場合，使用する降圧薬の種類よりも降圧することが最も重要で，EF が低下している心不全では左室収縮能を低下させるため使用しないカルシウム拮抗薬（Ca 拮抗薬）も使用可能である．アンジオテンシンⅡ受容体遮断薬（ARB）は降圧効果も強く，静脈拡張作用もあり，運動耐容能の改善効果も認められている．

◆ 高齢者の血圧管理には，2種類以上の降圧薬が必要な場合が多い[4]（図4-3）．本症例では，ARB と Ca 拮抗薬と降圧利尿薬の組み合わせで良好な降圧が得られた．

### 3）高血圧治療を継続するための工夫

◆ 高血圧治療の目的は，血圧という数値を下げることではなく，高血圧の持続によってもたらされる心血管病の発症・進展・再発を抑制し，死亡を減少させることである．多忙な外来において，数値にだけ重きを置くと，患者は血圧値が下がったことに対して「治ったから，もう服薬しなくていいのではないか」と勘違いする場合がある．何のために血圧を下げるかということを，治療初期にきちんと説明しておかないと，患者は自分に都合のよい情報だけ受け入れる傾向にあるため，すべての医療従事者が降圧の意義と目標値を明確に示す必要がある．実際に本症例においては，HFpEF の急性増悪ののち，患者をしっかりと再教育し，早朝家庭血圧を測定してもらうことにより，血圧を自己管理する，すなわち高血

Ⅰ. 高血圧に対する薬物治療

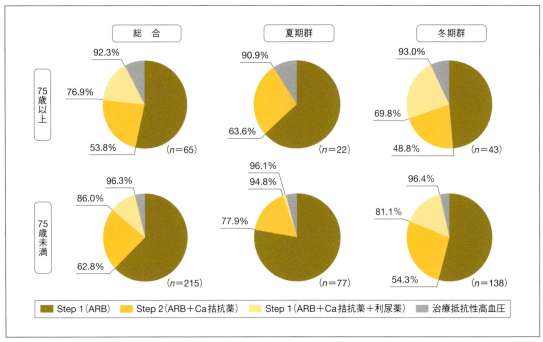

**図4-3** 75歳以上と75歳未満における降圧目標値達成時の降圧薬治療の割合

[大西勝也 ほか：血圧（2016年10月号），23：750-756，先端医学社，2016を一部改変]

圧治療に参加してもらえるようになった．

◆ 本症例では服薬アドヒアランスの低下が問題となった．配合剤を用い，さらに一包化して朝だけの服薬とすることで，服薬アドヒアランスは改善し，最終的に降圧薬の錠数を減少させることができた．

## B 配合剤の使いかた

### ☑ 服薬アドヒアランス

◆ 薬物治療で最も重要なことは何だろうか？ 作用機序や副作用を考慮して薬物を処方しても，患者が服薬していなければ，われわれの治療哲学が意味をなさなくなってしまう．服薬アドヒアランスの重要性は，欧米では注目されているが，日本ではいまだ十分に認知されていない．アドヒアランスという言葉の意味合いは，患者が積極的に，能動的に，医療者と共同的に治療方針の決定に参加し，その決定に従って治療を受けることである．つまり，患者自身が自分に寄り添った医療者とともに，行動変容をもたらすことである．

◆ 400人の高血圧の外来患者を対象に，服薬アドヒアランスを改善するような介入試験を行ったところ，5年後には血圧コントロールが良好となり，高血圧に関連する心血管死が53.2％減少した．新規に降圧薬を処方された33,728人の高血圧患者を，服薬アドヒアランスにより，良好群（80％以上），中等度群（50〜80％），不良群（50％未満）の3群に分けると，不良群では，良好群に比べ，虚血性心疾患，脳出血，脳梗塞による死亡率が有意に

高かった．このように，服薬アドヒアランスは，高血圧治療の目標である心血管イベントの抑制に大きく関与している．

## ☑ 服薬アドヒアランスを低下させる原因

- 世界保健機関（WHO）は，服薬アドヒアランスが低下する因子を，①社会経済的因子，②ヘルスケアシステムに関係する因子，③疾患に関係する因子，④治療に関係する因子，⑤患者自身に関係する因子の5つに分類している[5]（図4-4）．高齢者のほうが，降圧薬による服薬アドヒアランスが低下しているように思われがちであるが，いつまで服薬を続けなくてはいけないのかという不安感や，無症状による病識不足などの影響で，若年者でも同等に低下している．

- 高血圧治療に関する服薬アドヒアランスは，降圧薬の特性に大きく依存している．すなわち，降圧薬に対する効果と副作用，処方の複雑さ，治療期間，治療コストが大きな因子となっている．

## ☑ 服薬アドヒアランス向上のための4つのポイント

### ①服薬に対する理解を深める

### ②服薬回数を減らす

- 朝1回の薬でも平均約20％の服薬率の低下があり，朝夕になると約30％，朝昼夕になると約40％，朝昼夕眠前になると服薬率は約50％まで低下する[6]．

### ③薬剤数を減らす

- 配合剤への変更は，薬剤数を減らし，服薬アドヒアランスを改善することにより，それぞれの単剤の併用より降圧効果に優れていることがメタ解析で示されている．また，配合剤

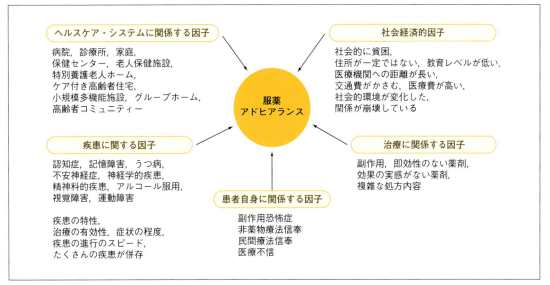

図4-4 服薬アドヒアランスに関与する因子

> **配合剤の組み合わせ**
>
> 　現在発売されている降圧薬の配合剤は,「アンジオテンシンⅡ受容体遮断薬(ARB)とカルシウム拮抗薬(Ca 拮抗薬)」,「ARB と降圧利尿薬」に大別される.さらに,ARB や Ca 拮抗薬の用量も,各社それぞれのバリエーションがある.どれを選択するかのひとつの判断として,血圧の季節変動もあげられる.高齢者になればなるほど季節変動が激しく,冬場に増量する必要がある.高齢者においては,冬は 15 mmHg 程度上昇する.したがって,夏場に降圧療法を行う際,冬場に増量しやすい配合剤を選択するようにしている.
>
> 　また,高齢者においては,シックデイ(sick day)対策として,3剤以上の降圧薬を選択するときは,ARB と Ca 拮抗薬を配合剤にして降圧利尿薬は単剤にしている.高齢者は,シックデイに水分はとっても食事をとらない場合があり,服薬の継続によって低ナトリウム血症を生じうる.降圧利尿薬を単剤としていると,とりあえず来院時まで利尿薬だけ抜くという選択をしやすい.

にすることで,それぞれの単剤の併用より安価になり,医療コストが下がる面でも服薬アドヒアランスの改善に寄与する.

#### ④一包化する

- 4,400人以上の65歳以上の患者を対象にしたサブ解析では,一包化により服薬アドヒアランスは改善し,一包化前は入院が全体の7%だったのが,一包化後は4%に減少した.また入院期間も,一包化前の15.4日から,分包使用後には5.9日に短縮された[6].

### ☑ 配合剤使用時の注意点

#### 1)過降圧

- 配合剤は用量が固定されているため,初診で使用すると血圧が下がり過ぎることが危惧される.まずは降圧薬を単剤で使用して,徐々に強い降圧薬にステップアップしていく,あるいは,いったん2剤併用して,血圧が安定して用量が固定されたら配合剤に切り替えるという方法をとると安全に使用できる.

#### 2)シックデイ(sick day)

- 胃腸炎を生じた際,とくに降圧利尿薬を含む配合薬の場合,そのまま服用を続けると脱水や低ナトリウム血症などの重篤な状態に陥ることが危惧される.対応策としては,調子が悪いときは来院していただき,減量あるいは中止を考慮する.

## C 同種同効薬の使い分け

- 原則的に配合剤の場合,それぞれの単剤の効果を考慮して,使いやすく,降圧効果のしっかりした薬剤を選択する.単剤を倍の用量で使用すると,降圧効果は2倍にならないが,副作用は増強する.配合剤は,日本高血圧学会「高血圧治療ガイドライン2004 (JSH2014)」で示されている,2剤以上の降圧薬を使用する際に推奨される組み合わせにもとづいてお

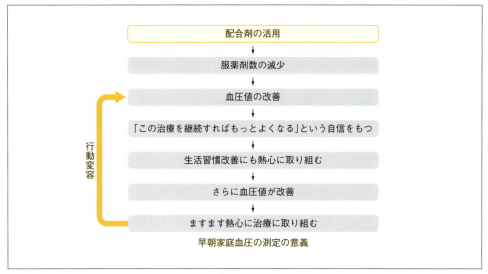

図4-5 配合剤の活用から始まる降圧治療の好循環

り，お互いの欠点を相補するため，副作用発現が軽減される．ARB と Ca 拮抗薬，あるいは ARB と降圧利尿薬のいずれの組み合わせにするかも，それぞれの降圧薬の特徴を考慮して選択する．

◆ どの降圧薬の配合剤を使用するとしても，服薬数を減らすことで血圧値が改善すると，降圧治療に対して不安があった患者に「この治療を継続するともっとよくなる」という自信が生まれる．それにより，「もっと薬を減らしたい．薬をやめたい」と生活習慣改善に熱心に取り組むようになりうる．すなわち，患者の行動変容が起こる（図4-5）．ここにホーソン効果（Hawthorne effect）が生まれる．ホーソン効果というのは，患者が信頼する医療従事者に期待されていると感じることで，行動変容を起こして，結果的に病気がよくなる，よくなったように感じる，あるいはよくなったと医療従事者に報告する現象をいう．これにより血圧値がさらに改善し，ますます熱心に治療に取り組み，さらに血圧値が下がるという好循環も期待できる．

### こう考える！わたしの秘訣

- 服薬アドヒアランス改善のため，配合剤を用いる
- 服薬アドヒアランス改善のため，服薬回数を減少させる
- 多剤の降圧薬を使用する際，腎動脈狭窄に注意する
- 急激な血圧上昇時，心不全の発症・増悪に注意する
- 早朝家庭血圧を測定し，患者に治療に参加してもらう

（大西勝也）

## Ⅰ．高血圧に対する薬物治療

■ 文 献 ■

1) 大西勝也：高血圧治療に何か抜けていませんか？ 探検する服薬アドヒアランス．先端医学社, 2016.
2) 日本高血圧学会高血圧治療ガイドライン作成委員会 編：高血圧治療ガイドライン2014．ライフサイエンス出版, 2014.
3) Yancy CW, et al.（A Report of the ACC/AHA Task Force on Clinical Practice Guidelines and the HFSA）: 2017 ACC/AHA/HFSA Focused Update of the 2013 ACCF/AHA Guideline for the Management of Heart Failure. J Am Coll Cardiol, 70: 776-803, 2017.
4) 大西勝也 ほか：血圧（2016年10月号）, 23: 750-756, 2016.
5) World Health Organization: Adherence to long-term therapies: evidence for action. p.41, 2003. http://www.who.int/chp/knowledge/publications/adherence_report/en/（2018年3月閲覧）．
6) Laufs U, et al.: Eur Heart J, 32: 264-268, 2011.

# II

# 心不全に対する薬物治療

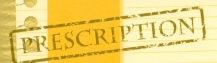

# 5 RAS阻害薬の使用に工夫は必要なのか？

## A 症例提示

**患者** 60歳代後半，男性
**診断名** 拡張相肥大型心筋症
**主訴** 安静時呼吸困難，倦怠感
**現病歴** 50歳代で拡張相肥大型心筋症と診断され，心不全入院を繰り返している．64歳時の心不全入院ではCRT-D（除細動器付き心臓再同期療法）植込み術が施行された．今回の入院の2週間前に，故郷への墓参ののち，労作時息切れと動悸症状の増悪を自覚した．入院前日からは安静時の息切れと全身倦怠感が出現するようになり，救急受診となった．体重の変動はほとんどない．
**身体所見** 身長165 cm，体重50 kg，血圧84/50 mmHg，心拍数96/分・不整，呼吸数24/分，頸動脈怒張(−)，下腿浮腫(−)，右肋骨弓下に肝を4横指触知する，収縮期雑音聴取Levine分類Ⅱ度／Ⅵ度，Ⅲ音Ⅳ音を聴取しない，肺ラ音聴取しない，正常肺胞音，四肢末梢冷感著明．
**既往歴** 心房細動(AF)，高血圧，慢性腎臓病
**生活歴** ex-smoker (20〜52歳まで，10本/日)，機会飲酒
**家族歴** 父：糖尿病，母：心疾患で死亡（詳細不明）
**来院時検査所見**
血液検査所見 ：WBC 9,800/μL, RBC 413×10⁴/μL, Hb 14.2 g/dL, Ht 40.7%, Plt 18.9×10⁴/μL, T-Bil 4.2 mg/dL, TP 6.9 g/dL, HDL-C 27 mg/dL, TG 72 mg/dL, LDL-C 69 mg/dL, FBS 183 mg/dL, HbA1c 7.0%, BUN 51.7 mg/dL, Cr 1.87 mg/dL, UA 5.8 mg/dL, Na 133 mEq/L, K 4.3 mEq/L, Cl 94 mEq/L, AST 32 U/L, ALT 22 U/L, LDH 259 U/L, NT-proBNP 6,653.0 pg/mL, CRP 1.07 mg/dL
心エコー図 ：AFリズム．左室壁運動は全周性にsevere hypokinesisを示した．
LA 49 mm, LVDd/Ds 66/60 mm, IVS 4 mm, PW 8 mm, LVEF 14%, IVC 20 mm, TRPG 32 mmHg, 僧帽弁はテザリングによる中等度逆流を認めた．
胸部レントゲン（図5-1 A），心電図（図5-1 B）を示す．

## ☑ 入院時の処方

- ビソプロロール 5 mg/日・分2
- エプレレノン 50 mg/日・分1
- フロセミド 40 mg/日・分1
- トリクロルメチアジド 2 mg/日・分1
- アピキサバン 5 mg/日・分2
- ピタバスタチン 2 mg/日・分1
- アロプリノール 200 mg/日・分2
- エソメプラゾール 20 mg/日・分1

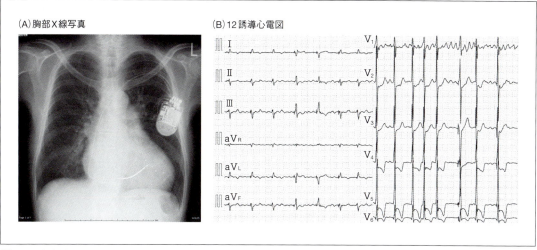

図 5-1 本症例の検査所見
(A) 心胸比(CTR) 61％，CRT-D 植込み後，胸水なし，肺血管陰影は若干拡大しているが，明らかな肺うっ血なし．(B) 心拍数 90～100/分，心房細動(AF リズム)，$V_2$～$V_6$ 誘導で非特異的 ST 低下を認める．

## ☑ 経過

◆ 本症例は，拡張相肥大型心筋症を基礎心疾患とする急性非代償性心不全の症例である．細胞外液量増加はほとんどなく，組織低灌流が主たる病態である．症状としては，低心拍出量症候群 low output syndrome (LOS) であった．

◆ 広義のレニン・アンジオテンシン系阻害薬(RAS 阻害薬)として，ミネラルコルチコイド受容体拮抗薬(抗アルドステロン薬)であるエプレレノン 50 mg が投与されていたが，アンジオテンシン転換酵素阻害薬(ACE 阻害薬)やアンジオテンシンⅡ受容体遮断薬(ARB)は投与されていなかった．今回の入院では，抵抗血管拡張による心拍出量増加の期待も込めて，第 2 病日より ACE 阻害薬の導入を試みた．前回の心不全入院時にも試みたが，血圧低値のために断念し，β遮断薬の導入を優先した経緯がある．今回はドブタミンとミルリノン補助のもとで，エナラプリル 1 日量 1.25 mg・分 2 投与を開始した．血圧が保たれていること(この症例においては 80 mmHg 以上)を確認し，第 10 病日から 2.5 mg・分 2 に増量した．β遮断薬の減量とピモベンダン導入によりドブタミンとミルリノンからの離脱を図った．この時点で総ビリルビン(T-Bil)値とクレアチニン(Cr)値は改善していた．

◆ しかし，入院から 2 週間が経過し，安静度を拡大していく過程において，いったん低下したビリルビン値とクレアチニン値の再上昇が現れてきた．収縮期血圧も 60 mmHg 台へ低下し，LOS の再燃と思われた．エナラプリルは 1 日量 1.25 mg・分 2 投与に減量し，ピモベンダンを 5 mg へ増量したところ，安静度の拡大によっても LOS が出現することはなくなった(図 5-2)．

## ☑ 本症例の治療方針

◆ 心不全症例に RAS 阻害薬を処方するのは，現代医療では常識である．処方したことすら忘れるほどに影が薄くなることがある．本章では，あえて細かな調節の必要な重症例を紹

Ⅱ. 心不全に対する薬物治療

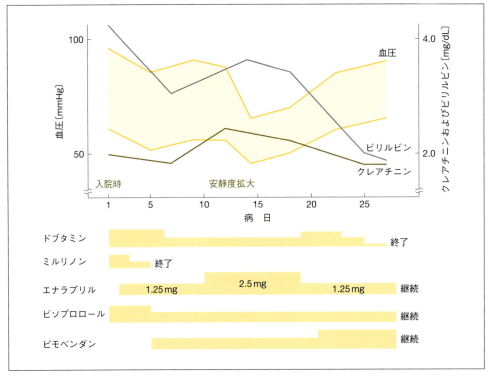

**図5-2 本症例の臨床経過**
縦軸に血圧，クレアチニン，ビリルビンを，横軸に時間経過を示す．下段に静注薬および経口薬の用量を示す．

介し，心不全に対する RAS 阻害薬のロジックを考えてみる．

### 1）心不全の病態を整理して RAS の関与を考察する
◆ 本症例は非薬物療法（CRT-D 植込み）も施行済みで，心不全入退院を繰り返している．米国心臓協会および心臓病学会（AHA/ACC）の心不全ステージ分類ではステージ D に該当する慢性心不全症例である．帰郷による身体負荷増大をトリガーとして，交感神経系および RAS の活性が亢進したと思われる．そのために左室後負荷が増大し，心拍出量の低下が顕著になったものと考察した．

### 2）ACE 阻害薬を導入した理由とは？
◆ 本症例は，きわめて心機能の低下した症例で，腎灌流が低下し RAS は恒常的に活性化されていると思われる．RAS の悪循環（図5-3）を断ち切ることが ACE 阻害薬を選択する第一の理由であり，さらに ACE 阻害薬の末梢抵抗血管拡張作用により，左室後負荷が軽減される．その結果としての1回心拍出量の増加を期待した．

### 3）薬剤選択について ―なぜエナラプリルなのか？―
◆ ACE 阻害薬の慢性心不全に対する効能はクラスエフェクトの要素が大きいと思われる．実際には，医師個人が，あるいは施設で使い慣れたものでよい．慢性心不全に対する保険適用のあるものはエナラプリルとリシノプリルであるから，この2つから選ばれることも多い．

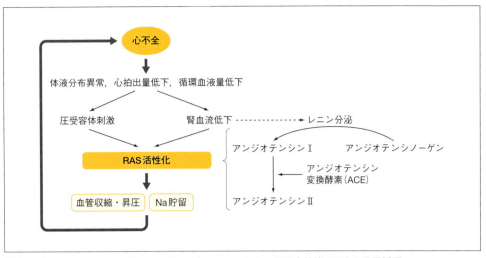

図5-3 レニン・アンジオテンシン系(RAS)カスケードと，心不全状態でみられる悪循環

### 4) 注意すべき副作用は？

◆ ACE 阻害薬は比較的安全に使用できる薬剤であるが，低心機能症例では注意を要する．本症例の場合は血圧の低下に注意する．

### 5) まとめ ─本症例における ACE 阻害薬使用のポイントは？─

◆ ①導入時に血圧が下がり，尿の流出が止まってしまい失敗することが多い．一時的にせよ，強心薬のサポートを必要とする場面がある．②投与量を細かく調整することも大切である．心不全の病態をその都度評価して，通常使用量の1/4量ごとに投与量を調整した．

◆ RAS 阻害薬は心不全治療の基礎薬剤として，あまりロジックを考えずに処方されることも多い．しかし，重症例では，心不全の病態を読み，ロジカルに使用方法を考える必要がある．

## B ACE 阻害薬の使いかた

◆ 基本的には，慢性心不全の全症例に投与すべき基礎薬剤である．日本循環器学会「慢性心不全治療ガイドライン(2010年改訂版)」によると，無症候性の，AHA/ACC ステージ分類でステージ A にあたる心不全の段階から投与すべきとされている．これは，たとえ無症候であっても内因性の RAS が活性化されていることが明らかとなっているからである．

### ☑ なぜ ACE 阻害薬を使うのか？

◆ 慢性心不全に対する ACE 阻害薬の生命予後改善効果が初めて発表されたのは1987年の CONSENSUS 試験である[1]．この試験では，NYHA 心機能分類Ⅳ度の重症心不全において，エナラプリルはプラセボに対して有意に長期予後を改善した．

◆ さらに，軽症から中等症の慢性心不全症例を対象とした SOLVD 試験[2]と，心不全症状を呈さない初期の心機能低下症例を対象とした SOLVD 予防試験[3]において，エナラプリル

◆ の予後改善効果・心不全発症抑制効果が明らかとなった．

◆ これらの大規模臨床試験の結果を受けて，ACE阻害薬は慢性心不全の予後改善を目的として投与される第一選択薬となった．

◆ RASは本来，生体のホメオスタシス維持のための基本的なシステムである．すなわちアンジオテンシンⅡを産生して強力な血管収縮をもたらす昇圧系としての働きと，腎臓においては$Na^+$再吸収により体液量保持をつかさどる．しかしながら，心不全状態においてはRASの恒常的な活性化がみられ，体液貯留や後負荷増大による悪循環を生じうる（図5-3）．

◆ RAS阻害薬の作用には，まず，①血行動態に対する作用として，アンジオテンシンⅡの生理作用を抑制することにより，末梢血管抵抗を下げて後負荷を軽減する作用がある．さらに，②神経体液性因子に対する作用として，慢性心不全において恒常的に活性化されているRAS活性を抑制する．これにより長期予後改善が見込める．③腎臓に対する作用として，糸球体輸出細動脈を拡張する作用がある．これにより糸球体高血圧を防ぎ，腎保護につなげる効果がある．

◆ 慢性心不全への効果は，基本的には，駆出率が低下した心不全（HFrEF）に対するもののみが証明されている．最近増加傾向のHFpEF（heart failure with preserved ejection fraction，収縮性の保たれた心不全）においては予後改善効果は証明されていない．高齢者HFpEFを対象としたPEP-CHF研究[4]では，ACE阻害薬ペリンドプリルを用いて試験が行われた．この試験ではACE阻害薬の有効性が証明されたとは言いがたいが，少なくとも心機能の改善と運動耐容能の向上は認められている．HFpEFの病態であってもRAS活性の亢進はみられること，HFpEFの基礎疾患として高血圧歴をもつ患者が多いことから，RAS阻害薬を投与する価値はあると思われる．

## ☑ ACE阻害薬の使いかた ―いつから，どれくらい―

◆ 慢性心不全であれば，即処方しても構わない．急性心不全であれば，いつから処方してよいのか具体的な基準はない．しかし，β遮断薬のように心抑制はないので，使いやすい．提示症例のような後負荷軽減から心拍出量増加を期待して使用することは少ないが，血圧が保たれていれば発症早期から考慮すべき薬剤である．

◆ 処方量については，ときに注意が必要である．血圧の十分保たれた安定期慢性心不全であれば，通常用量を処方しても構わないが，低心機能症例では慎重に半量あるいは1/4量から処方開始する．それでも低心拍出症例では，血圧が下がり腎血流の減少から乏尿あるいは無尿となる患者がいるので注意を要する．半減期の短いACE阻害薬であるカプトプリルを導入して様子をみることも，ひとつの方法である．

◆ 前述したRAS阻害薬の作用のうち，③の輸出細動脈拡張作用により，初期にはクレアチニン値の上昇がみられることがある．ある程度は容認することも大切であるが，もともとクレアチニン値の高い症例では使いにくい．その場合，半量あるいは1/4量から開始してみる．

### レニン・アンジオテンシン系のひとりごと

　もともとレニン・アンジオテンシン系（RAS）は生物の進化の過程で獲得されたホメオスタシス維持のためのシステムであるとされているが，このシステムの破綻するケースが2つある．
　ひとつめは心不全状態．RASの恒常的な活性化がさらにナトリウム貯留・細胞外液量貯留，および後負荷増大を来たし，悪循環を形成する．
　ふたつめは利尿薬の使用．とくにナトリウム利尿薬を処方するときはRAS阻害薬をつけ加えておくのが鉄則である．ナトリウム利尿薬は腎緻密斑に作用して$Na^+ K^+$-$2Cl^-$共輸送系を阻害する．そこでレニン分泌が刺激されRASが亢進し，腎血流を低下させる懸念がある．
　心不全状態にせよ，ナトリウム利尿薬の使用にせよ，進化の摂理にとっては想定外のできごとであり，RASにとっては迷惑であろう．そもそも塩分過剰の現代社会では，RASは悪役となってしまった．気の毒な話である．

## ■ 注意点は？

- RAS阻害薬では，導入初期に血清$K^+$値とクレアチニン値の上昇をみることがある．投与量は適宜増減してゆくことが必要．

- 降圧作用がある．よって低心機能症例や，血圧の低い症例では注意する．またACE阻害薬によって過度に降圧すると，その後のβ遮断薬の導入が困難になることがある．

## C 同種同効薬の使い分け

- RAS阻害薬にはACE阻害薬とARBが含まれる．

### ■ ARBの位置づけ

- ARBは細胞膜上のアンジオテンシンⅡ受容体を拮抗阻害する．しかし，慢性心不全に対する大規模臨床試験ではACE阻害薬に対する優越性は示せていない．慢性心不全に対する第一選択はやはりACE阻害薬とされている．

- 日本循環器学会「慢性心不全治療ガイドライン（2010年改訂版）」によると，ARBもACE阻害薬と同様にクラスⅠの適応がありステージAからの投与が推奨されているが，「ACE阻害薬に忍容性のない患者に対する投与」とのただし書きが添えられている．ARBには空咳や血管浮腫といった，ACE阻害薬特有の副作用がない．これらの症状がある場合にはARBの適応となる．その場合に国内で慢性心不全治療薬として承認がとれているのは，カンデサルタンのみである．

### ■ ARBの使いかた

- 基本的にはACE阻害薬と同様の使いかたでよい．ACE阻害薬に比べて開発されたのが最近であるために，降圧作用が強く半減期の長いものが多い．過度に降圧されて遷延することがあるので注意を要する．血清$K^+$値とクレアチニン値の上昇に注意することもACE阻害薬と同様である．

II. 心不全に対する薬物治療

> **こう考える！わたしの秘訣**
> 
> ・RAS 阻害薬は心臓へ直接作用するよりも，まわりの環境（すなわち血管と組織）に働きかける．効果はみえにくいが，心不全治療の基礎工事と考えて，手を抜かない．
> ・心不全の基礎治療薬として，安定した状態ならば RAS 阻害薬の処方量を変える必要はほとんどない．しかし，状態が不安定ならば，まわりの環境の変化（すなわち後負荷と組織灌流）に応じて投与量は変えなければならない．
> ・RAS 阻害薬の処方にはロジックがある．心不全を診たら，病態を考えて神経体液性因子の活性化状況を判断し，投与時期と投与量を決定する．

（樋口義治）

■ 文 献 ■

1) CONSENSUS Trial Study Group: N Engl J Med, 316: 1429-1435, 1987.
2) Yusuf S, et al.（SOLVD Investigators）: N Engl J Med, 325: 293-302, 1991.
3) Yusuf S, et al.（SOLVD Investigators）: N Engl J Med, 327: 685-691, 1992.
4) Cleland JG, et al.（PEP-CHF Investigators）: Eur Heart J, 19: 2338-2345, 2006.

## PRESCRIPTION

# 6 HFrEFへのβ遮断薬投与に禁忌はあるのか？

## A 症例提示

**患者** 30歳代，男性
**診断名** 拡張型心筋症
**主訴** 労作時息切れ
**現病歴** 6年前に心電図異常（詳細不明）を指摘されるも，とくに医療機関には受診しなかった．1年前よりしだいに労作時息切れを自覚するようになり，9カ月前に急性心不全にて近医入院．心エコー上で左室拡大と左室駆出率低下を認め，カテコラミンを含む薬物療法により症状は軽快し，アンジオテンシン変換酵素阻害薬（ACE阻害薬）および利尿薬の投与を開始されたうえで退院となった．しかし，その後も階段昇降時などに息切れを自覚するため，精査・加療目的にて当院に紹介受診となった．

**検査所見**
心エコー ： 左室拡張末期径 66 mm，左室収縮末期径 59 mm，左室駆出率 20%，左房径 41 mm，左室流入血流速波形のE/A＝1.2，E波の減速時間 90 ms（図6-1）
モニター心電図 ： 図6-1に示すような洞房ブロックおよびWenckebach型Ⅱ度房室ブロックを頻回に認めた．
血液検査 ： BNP 475 pg/mL

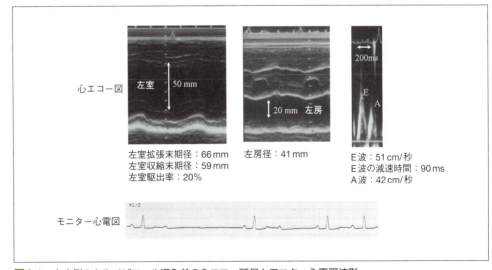

**図6-1** 本症例のカルベジロール導入前の心エコー所見とモニター心電図波形
症例のカルベジロール導入前の左室Mモード図，左房Mモード図，左室流入血流速波形（以上，上段），モニター心電図（下段）を示す．

## 経過

◆ 心筋生検を含む心臓カテーテル検査を行い，蓄積性疾患などの二次性心筋症を示す所見は認めないことを確認したのち，拡張型心筋症の診断のもと，患者に伝導障害悪化の可能性などについて十分な説明を行って同意を得たうえで，入院下でモニター監視を行いながらβ遮断薬カルベジロールを導入した．すると，とくに伝導障害の悪化を認めることなく増量でき，逆にカルベジロール 10 mg/日まで増量したところでⅡ度房室ブロックや洞房ブロックが消失し，カルベジロール 20 mg/日まで増量しても房室ブロックおよび洞房ブロックの再発は認めなかった．

◆ その結果，退院前には心電図上の心房負荷所見が消失し（図6-2），心エコー検査ではカルベジロール導入前に比し，左房の縮小，左室流入血流速波形で E 波減速時間の延長（左房圧低下の所見）がみられたが（図6-3），この時点では，左室径や左室駆出率は変化していな

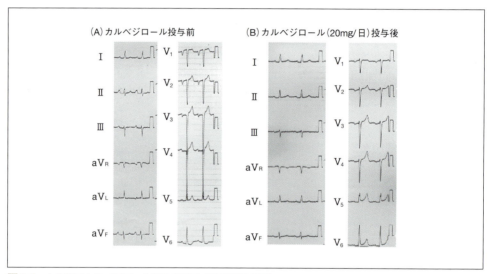

図6-2 本症例のカルベジロール導入前後の12誘導心電図

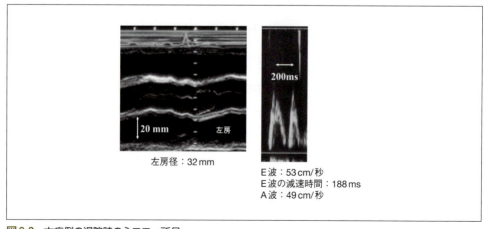

図6-3 本症例の退院時の心エコー所見
本症例の退院時（カルベジロール 20 mg/日に増量2週間後）の左房 M モード図，左室流入血流速波形を示す．

かった．退院3カ月後の心エコー検査では，左室拡張末期径59 mm，左室収縮末期径47 mm，左室駆出率43％と，左室リバースリモデリング，左室駆出率改善が確認された．

### ☑ 解説

◆ この症例は，わが国でβ遮断薬が心不全に対して保険適用となる前の1990年代に筆者が経験した症例である．伝導障害を有する患者であったこと，1990年代には左室駆出率が低下している心不全（HFrEF）に対するβ遮断薬のエビデンスはカルベジロールのデータが先行していたことなどから，本症例ではカルベジロールを選択した．この症例などを通じて，β遮断薬の禁忌事項が机上の論理にもとづく都市伝説に過ぎないことを，身をもって体験できた．30歳代と若い拡張型心筋症の患者であり，もしもβ遮断薬の導入を行わなかったらどのような転帰をたどっていたかということを推察すると，当時チャレンジした価値はあったものと考えており（自己満足かもしれないが），この経験を現在の診療にも活かしている．

## B β遮断薬の使いかた

◆ β遮断薬は，その名のとおり，βアドレナリン受容体を遮断する作用を有する薬剤であるが，心不全患者において，どのような機序でその効果を発揮しているかは，いまだ明らかではない．β遮断薬のなかにも心不全患者の予後改善をもたらすものとそうではないものがあり，わが国では，用いるべきβ遮断薬はカルベジロールとビソプロロールのみである．それ以外のβ遮断薬を選択することは許容されない．つまり，単にβ受容体を遮断している，交感神経活性を抑制しているという機序のみで心不全に対する有効性を発揮しているわけではないと考えられる．

◆ このように，作用機序が不明のために，どのような患者に投与すべきかがわからない．現段階では，多くの臨床試験でβ遮断薬の有効性が示されたHFrEF患者すべてが適応となる．代表的エビデンスとしては，カルベジロールを用いたCOPERNICUS試験，ビソプロロールを用いたCIBIS II試験などがあげられる．

◆ 冠攣縮性狭心症を有する場合にはβ遮断薬は敬遠されがちであるが，筆者はカルシウム拮抗薬（Ca拮抗薬）のなかで心不全に対して不利益をもたらさないとされるアムロジピンを投与したうえでβ遮断薬を導入している．これで冠攣縮の頻度が増した患者の経験はない．

◆ 慢性閉塞性肺疾患（COPD）や気管支喘息などの呼吸器疾患の合併例ではβ遮断薬が避けられがちであるが，筆者は，COPDや気管支喘息が安定している場合には$β_1$受容体選択的遮断薬（わが国ではビソプロロール）を積極的に導入している．その際に，経口のキサンチン誘導体やβ刺激薬が投与されている場合はできるだけ中止，あるいは吸入薬など他剤への切り替えをかかりつけ医にお願いしている．これらの薬剤の心毒性を考慮した方針である．GOLD（Global Initiative for Chronic Obstructive Lung Disease）が作成したガイドラインでもCOPDを合併している心不全患者の治療方針は心不全ガイドラインに沿った治療を行うべきとしており，$β_1$受容体選択的遮断薬を用いればCOPD患者でも安全に導入できると記している．

◆ ただし，HFrEF のなかでも β 遮断薬の効果についてコンセンサスが得られていないサブグループがある．まずあげられるのは20歳未満の HFrEF 患者である．この集団には先天性心疾患の患者も含まれ，病態が多様であるうえ，介入研究のデータが不足していることもあり，β 遮断薬の有効性が確立されていない[1]．アミロイドーシスやサルコイドーシスなど虚血性心疾患以外の二次性心筋症への効果に関するエビデンスも十分に得られていない．

◆ β 遮断薬をいったん導入したのちに，外来で経過観察をしている過程で完全房室ブロックとなる症例がある．β 遮断薬の導入・増量中に発現する房室ブロックであれば，β 遮断薬の減量を試みるが，維持量で経過をみている場合に生じる房室ブロックは薬剤性ではなく疾患そのものの進行で起きていると考えられ，筆者は今では，そのような患者においてβ 遮断薬の減量を行って房室ブロックが消失するか否かをチェックするというステップを踏まない．1990年代で，まだ心不全患者のβ 遮断薬療法に十分に慣れていないころ，維持量で外来通院をしていた患者が完全房室ブロックで入院した際に減量や中断を行ってみたが，房室伝導が回復した患者は皆無であったという個人的な経験と，2004年に Zeltser らが Journal of the American College of Cardiology に発表した論文[2]がこのように考えている根拠である．

> **COLUMN**
>
> ## HFrEF 治療において期待されるβ遮断薬の役割
>
> 　近年話題となっているのは，心房細動を有する HFrEF に対するβ遮断薬の位置づけである．過去の介入試験のデータを用いて解析した BB-HF 研究では，心房細動を有する HFrEF 患者においてβ遮断薬による生命予後改善効果は認められなかった[3]．しかし，死亡ないし心血管系の入院を複合イベントとして定義すると，ハザード比0.89（95％信頼区間 0.80-1.01），$P=0.06$で，β遮断薬は有効である傾向が強いことが示されている．われわれの治療の目的は生命予後改善と QOL 改善の2つであり，死亡率低下のみが治療目標ではない．さらに Swedish Heart Failure Registry では心房細動合併患者であろうともβ遮断薬による HFrEF の生命予後改善効果を認めている[4]．現在のところ，各国のガイドラインは心房細動の有無にかかわらず HFrEF に対するβ遮断薬導入を推奨しており，筆者もこの方針を踏襲している．ただし，洞調律の患者に期待できるだけの効果は心房細動患者においては期待しがたいというのは事実である．
>
> 　欧州で行われた BIOSTAT-CHF 研究は，急性心不全で入院した HFrEF 患者のなかで入院時にはβ遮断薬を含む標準的心不全治療薬をまだ投与されていない，あるいは投与されていても目標投与量の50％以下にとどまっている患者を対象に，退院後にどこまで治療が強化されているかと予後の関係を検討している[5]．研究の結果として，β遮断薬の投与が低用量でとどまっていることは予後不良のリスク因子であることを示していると同時に，国別のβ遮断薬目標投与量の達成率に相違があったことを報告している．この研究は，各国におけるHFrEF 患者へのβ遮断薬投与量そのものを調査したわけではないが，各国の HFrEF に対する治療の傾向を反映していると推察される．もしも読者の皆さんが欧州で心疾患に対する治療を受けなければならなくなった場合に，治療を受けたい国とそうでない国があるならば，両者でβ遮断薬の目標投与量達成率に差があるのか否かなど，いろいろな視点でこの試験の結果をみるのも興味深いと思われる．

◆ カルベジロールを導入中に立ちくらみが強くなる場合はビソプロロールに変更する．その場合，カルベジロール投与量の1/4のビソプロロール投与量とする（カルベジロール 10 mg であれば，ビソプロロール 2.5 mg に変更する）．

## C 同種薬剤の使い分け

◆ カルベジロールとビソプロロールの明確な使い分けの方法は確立していないが，筆者は，脈拍が遅い場合はカルベジロールを選択し，血圧が低い場合はカルベジロールでは立ちくらみが起きやすくなるのでビソプロロールを選択している．また COPD や気管支喘息の患者では$\beta_1$受容体選択性の高いビソプロロールを選択している．

### こう考える！わたしの秘訣

- HFrEF であれば，原則として，β遮断薬の導入を試みる．
- 高齢者，徐脈，低血圧，冠攣縮性狭心症，COPD や気管支喘息の患者は，慎重投与の対象であるが禁忌ではないと考える．左室駆出率が低下している際には，血圧が低くとも，β遮断薬投与で左室駆出率が改善すると血圧も上昇してくる場合がある．
- 慎重投与の対象では，投与開始量を少なめとし，増量ステップごとの期間をやや長めにとり，増量ステップを小刻みにする．
- 心アミロイドーシスに対してはβ遮断薬を原則導入しない．
- 導入を開始したら，原則として，保険診療で認められている最大投与量であるカルベジロール 20 mg/日，あるいはビソプロロール 5 mg/日まで増量を試みる．

（山本一博）

### ■文献■

1) Shaddy RE, et al.（Pediatric Carvedilol Study Group）: JAMA, 298: 1171-1179, 2007.
2) Zeltser D, et al.: J Am Coll Cardiol, 44: 105-108, 2004.
3) Kotecha D, et al.（Beta-Blockers in Heart Failure Collaborative Group）: Lancet, 384: 2235-2243, 2014.
4) Li SJ, et al.: Circ Heart Fail, 8: 871-879, 2015.
5) Ouwerkerk W, et al: Eur Heart J, 38: 1883-1890, 2017.

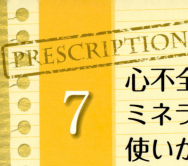

# 心不全治療におけるループ利尿薬とミネラルコルチコイド受容体拮抗薬の使いかたは？

N A M

## A 症例提示

**患者** 68歳，女性

**診断名** 慢性心不全，急性増悪

**主訴** 労作時呼吸困難感，下腿浮腫

**現病歴** 今回の受診より3年前(X-3年)，64歳時に左室前壁の急性心筋梗塞を発症し，虚血性心筋症・慢性心不全で外来にて加療されていた．心不全治療薬としてβ遮断薬(カルベジロール 20 mg/日)，ACE阻害薬(ペリンドプリル 4 mg/日)，ループ利尿薬(フロセミド 20 mg/日)，サイアザイド系利尿薬(トリクロルメチアジド 1 mg/日)が処方されていた．X年に肺炎を契機に心不全増悪で入院となり，3週間の心不全加療のもと退院となった．退院3カ月後に心不全増悪にて再び入院加療が必要となった．同退院3週後から体重の増加を認め，その後，労作時息切れを自覚，下腿浮腫も認めるようになったため，外来受診となった．

**所見** 身長 154 cm，体重 51 kg (前回退院時体重 47 kg)，血圧 138/81 mmHg，脈拍数 81/分・整，呼吸数 16/分，SpO₂ 96% (室内気)．胸骨右縁第2肋間で駆出性雑音(Levine 分類Ⅱ度/Ⅵ度)，ラ音は聴取せず．頸静脈怒張，下腿浮腫を認める．

**既往歴** 2型糖尿病(インスリン治療中)，糖尿病性腎症(慢性腎不全ステージ G3b)，脂質異常症(スタチン服用中)，高血圧(カルシウム拮抗薬服用中)．

**検査所見**

血算 ：白血球 4,320/μL，赤血球 390×10⁴/μL，Hb 12.3 g/dL，Ht 35%，血小板 12×10⁴/μL

生化学 ：Alb 3.5 g/dL，AST 31 U/L，ALT 45 U/L，LDH 385 U/L，CK 140 U/L，BUN 31 mg/dL，UA 7.1 mg/dL，Cr 1.37 mg/dL，eGFR 30.3 mL/分/1.73 m²，血清Na 139 mmol/L，血清K 4.4 mmol/L，血清Cl 103 mmol/L，空腹時血糖値 136 mg/dL，BNP 3,360 pg/mL

胸部X線 ：心胸比 68%，肋骨横隔膜角：鈍，肺血管陰影の増強

心電図 ：洞調律，心拍数 81 bpm

心エコー ：左室拡張末期 55 mm，収縮末期 44 mm，左室駆出率 26% (Disc法)，左室前壁を心尖部に壁運動異常を認める．大動脈径 30 mm，左房径 39 mm，大動脈弁狭窄 中等度，僧帽弁逆流 軽度，三尖弁逆流 中等度，三尖弁逆流弁間圧較差 33 mmHg，下大静脈径 22 mm で呼吸性変動認めず

## ☑ 経過

◆ 外来受診時に，下腿浮腫，胸水貯留，肺血管陰影の増強などのうっ血所見を認め，心不全増悪と判断した(図7-1)．フロセミドを20 mg/日から40 mg/日に増量し，4日後の再診を指示した．

◆ 4日後の再診時には体重は2 kg 減少し，労作時の息切れは改善傾向であった．血液検査で

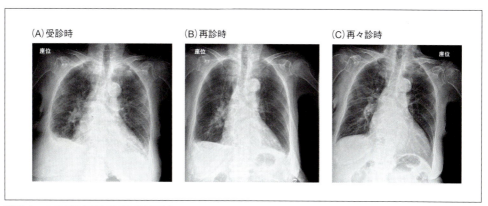

図7-1　本症例の経過（胸部X線写真）

は尿素窒素（BUN）47 mg/dL，クレアチニン（Cr）値1.34 mg/dL，血清Na値136 mmol/L，血清K値3.8 mmol/L，血清Cl値102 mmol/Lであった．両下腿浮腫は依然として残存していたため，スピロノラクトン12.5 mgを追加処方し，3日後の再々診を指示した．

◆ 再々診時には労作時息切れや下腿浮腫は消失しており，体重はさらに2 kg減少し，47 kgとなった．血液検査ではBUN 45 mg/dL，Cr値1.35 mg/dL，血清Na値139 mmol/L，血清K値4.4 mmol/L，血清Cl値102 mmol/Lであった．

## ☑ 本症例の治療方針

◆ フロセミドは急性心不全および慢性心不全の治療に最も頻用される利尿薬である．心不全時にはヘンレ係蹄の太い上行脚に存在する$Na^+/K^+/2Cl^-$共輸送体の1つであるBSC-1（bumetanide-sensitive cotransporter-1）の発現が亢進しており，フロセミドはその作用を抑制することにより，強力な利尿作用を発揮する．さらに，その利尿作用により肺うっ血や浮腫などの心不全症状を軽減する．また，利尿効果は即効性であることが特徴であり，臨床にて頻用される理由でもある．

◆ しかし，利尿を得るためにフロセミドを長期間投与し，遠位尿細管に到達する$Na^+$量を慢性的に増加させると，遠位尿細管に存在するサイアザイド感受性の$Na^+/Cl^-$共輸送体の発現亢進や，遠位尿細管細胞の肥大が生じ，同部位での$Na^+$再吸収が亢進し，徐々にフロセミドに対する反応が低下してくることがある．留意すべき点として，この過程で発現が亢進してくるサイアザイド感受性の$Na^+/Cl^-$共輸送体は，アルドステロン誘導蛋白そのものであるということである．フロセミドの効果が不十分であった場合にサイアザイド系利尿薬を追加すると，利尿効果の増強が期待できるが，低ナトリウム血症および低カリウム血症の悪化が懸念され，これらの理由から，本症例ではスピロノラクトンを併用する方針とした．

### 1）本症例における利尿薬の選択

◆ 日本循環器学会「急性心不全治療ガイドライン（2011年改訂版）」では，うっ血にもとづく症状に対する経口・静注のフロセミド投与はクラスⅠの適応となっている．なお，腎機能障害例ではフロセミドの尿細管分泌が低下し，用量反応曲線が右方偏移しており，通常よ

♦ りも高用量が必要とされている．そのため，本症例ではまず，フロセミドを 20 mg から 40 mg に増量とした．

♦ しかし，再診時の効果判定では体重減少を認めるものの，下腿浮腫などの体液貯留所見は残存しており，さらなる利尿強化が必要と考えられた．あわせて電解質異常の進行が懸念されたため，ミネラルコルチコイド受容体(MR)に作用するカリウム保持性利尿薬のスピロノラクトンを選択した．また，腎機能低下例であり，高カリウム血症を生じる可能性を考慮し，低用量(スピロノラクトンで 12.5 mg)から開始とした．

### 2) ループ利尿薬処方時の注意点

♦ フロセミドの副作用としては，低カリウム血症，低カルシウム血症，低マグネシウム血症，高尿酸血症，低 Cl 性代謝性アルカローシス，耐糖能異常，聴力障害などがあげられる．また，フロセミドにより，神経体液性因子の活性化を生じることが報告されている．

♦ フロセミドはプロスタグランジン E の産生を介して腎血流を増加させる．しかし，時間が経つと腎血流が低下し，それに伴い糸球体濾過量(GFR)も減少する．その結果，緻密斑の $Na^+/K^+/2Cl^-$ 共輸送体である NKCC2 に到達する $Cl^-$ が減少するため，レニンの放出が引き起こされる．加えて，フロセミド自体も緻密斑の NKCC2 に結合して直接レニンを放出させる．レニンはアンジオテンシン II の産生を亢進させ，近位尿細管での水と $Na^+$ の再吸収を亢進させるため，ヘンレ係蹄の太い上行脚に到達する尿細管液量が減少し，フロセミドの効果が減弱する．そこで利尿効果を得るために利尿薬の投与量を増やせば，腎機能の低下，神経体液性因子の活性化を強めることとなる．

♦ よって，フロセミドなどのループ利尿薬使用時には，近位尿細管での再吸収亢進を抑制するためにレニン・アンジオテンシン系阻害薬(RAS 阻害薬)であるアンジオテンシン変換酵素阻害薬(ACE 阻害薬)やアンジオテンシン II 受容体遮断薬(ARB)との併用が重要である．

## B　ループ利尿薬，およびミネラルコルチコイド受容体拮抗薬の有効性

### ☑ ループ利尿薬

♦ ループ利尿薬は腸管で吸収され，血液中に入ると血漿蛋白質に結合した状態で存在し，近位尿細管で蛋白からはずされて，近位尿細管に存在する有機アニオントランスポーター 2 (OAT2)を介して尿細管内に分泌される．そしてヘンレ係蹄の太い上行脚に存在する NKCC2 を阻害することにより髄質浸透圧を低下させ，集合管におけるアクアポリン 2 (AQP2)を介した髄質浸透圧による水の再吸収を減少させることにより，尿量を増加させる(図 7-2)．

♦ ループ利尿薬は心不全における体液コントロールに欠くことのできない薬剤であるが，心不全に対し経験的に使用されてきた経緯があり，その使用が心不全患者の予後を改善するか否かについては，それほど多くのエビデンスは存在しない．むしろ，これまで行われてきた急性心不全に対する臨床試験の後向き解析により，高用量のループ利尿薬の使用が予後を悪化させることが指摘されてきた．しかし，2011 年に Felker らは，急性非代償性心

不全例を対象に，高用量，低用量のフロセミド投与で予後を比較した試験を報告し，利尿薬投与量は短期予後に影響を与えないことが示され，ループ利尿薬の高用量投与が予後に与える影響については，いまだ結論が出ていない．

## ☑ ミネラルコルチコイド受容体拮抗薬（MR拮抗薬）

◆ レニン・アンジオテンシン・アルドステロン系（RAAS）の最終因子であるアルドステロンは，後部遠位尿細管から集合管の主細胞にあるミネラルコルチコイド受容体（MR）に結合することで，間質側（血管側）の $Na^+/K^+$-ATPase ならびに管腔側の上皮型 Na チャネル（ENaC）の発現を亢進させる．ミネラルコルチコイド受容体拮抗薬（MR 拮抗薬）はこの作用に拮抗し，$Na^+$ の再吸収および $K^+$ の排泄を抑制することにより利尿作用を発揮し，血清 K 値を上昇させる（図7-2）．

### 1）左室駆出率の低下した心不全に対する効果

◆ MR 拮抗薬はカリウム保持性利尿薬としての作用だけでなく，臓器保護効果や心不全予後改善効果をあわせもち，左室駆出率35％以下，NYHA 心機能分類Ⅲ度以上の重症心不全患者を対象とした RALES 試験では，ループ利尿薬，ACE 阻害薬，ジギタリスを中心とした従来の標準的心不全治療にスピロノラクトンを追加することで，総死亡リスクが治療開始後から平均2年で30％減少した．また，心不全悪化による再入院のリスクも35％減少することが示された．しかし，RALES 試験が行われた時点では，心不全に対するβ遮断薬の使用は一般的ではなく，その使用は11％にとどまっていた．

◆ その後，左室駆出率40％以下で心不全を合併した急性心筋梗塞患者を対象にエプレレノンの有効性を検討した EPHESUS 試験では，ACE 阻害薬とβ遮断薬などを使用した標準

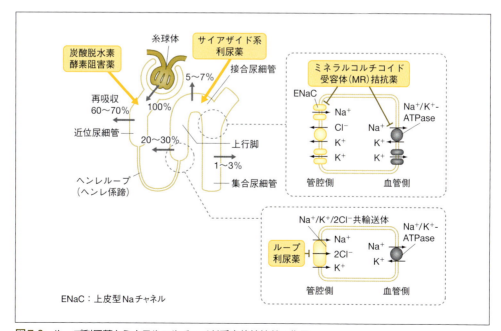

図7-2　ループ利尿薬とミネラルコルチコイド受容体拮抗薬の作用

治療群と比較して，標準治療に加えてエプレレノンを使用した患者群では，総死亡リスクが15％減少し，心血管死もしくは心血管イベントによる入院のリスクも13％低下した．

◆ これらの大規模臨床試験は，おもに重症心不全患者を対象に施行されたが，55歳以上でNYHA心機能分類Ⅱ度および左室駆出率30％以下の慢性収縮不全患者を対象にエプレレノンの有効性を検討したEMPHASIS-HF試験では，心不全標準治療薬（ACE阻害薬／ARB／β遮断薬）にエプレレノンを追加投与することで，心血管死もしくは心不全による入院リスクが37％減少することが示され，低心機能の心不全患者におけるMR拮抗薬の効果が確認された．

### 2) 左室駆出率が保持された心不全に対する効果

◆ 一方，心不全のなかで3〜5割を占める収縮機能の保持された心不全（HFpEF）に対する効果については，50歳以上の，収縮機能が保持され（左室駆出率45％以上），収縮期血圧がコントロールされている心不全患者においてスピロノラクトンの有効性を検討したTOPCAT試験が行われている．この試験では，心血管死，心不全増悪による入院，心停止後の蘇生からなる複合エンドポイントの発生率は有意には低下させなかったが，スピロノラクトンの追加が心不全増悪による入院を有意に低下させることが示された．しかし，HFpEFに対するMR拮抗薬のエビデンスは十分ではなく，今後のさらなる検討が必要である．

## C 同種同効薬の使い分け

### ■ ループ利尿薬の使い分け

◆ ループ利尿薬は作用時間の点で，短時間作用型であるフロセミドと，長時間作用型であるアゾセミド，トラセミドに分類される．心不全においては神経体液性因子の活性化が体液貯留や心不全増悪につながることが報告されており，反発性の神経体液性因子の活性化を生じにくい長時間作用型ループ利尿薬は予後の改善につながる可能性がある．その観点から，筆者らは，ループ利尿薬が投与されているNYHA心機能分類Ⅱ〜Ⅲ度の心不全患者において，アゾセミドがフロセミドに比べて有意に心不全症状の悪化による心血管死を抑制することをJ-MELODIC試験で明らかにした（図7-3）．

◆ トラセミドは表7-1に示すように効果持続時間が長く，他の2剤と比較して経口生物学的利用能が高く安定している．心不全増悪に伴う腸管浮腫が存在する場合には，フロセミドでは経口生物学的利用能が著明に低下することが知られているが，トラセミドではほとんど低下が認められない．また，抗アルドステロン作用をあわせもつため，カリウム保持性があり，他のループ利尿薬と比較して低カリウム血症を起こしにくいとされている．慢性心不全患者を対象にフロセミドとトラセミドのあいだで予後を比較検討したTORIC試験では，心機能と生命予後を改善させることが報告されている．

### ■ ミネラルコルチコイド受容体拮抗薬の使い分け

◆ 現在，日常診療で使用されている代表的なMR拮抗薬には，スピロノラクトンとエプレレノンがあげられる．RALES試験におけるスピロノラクトン，EPHESUS試験および

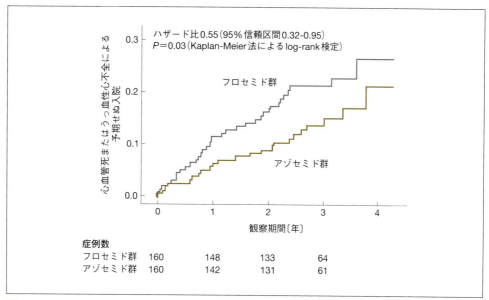

図7-3 心不全におけるアゾセミドとフロセミドの効果（J-MELODIC試験）

表7-1 ループ利尿薬3剤の特徴

| 一般名 | 商品名 | 作用発現時間 | 効果持続時間 | oral bioavailability（経口生物学的利用能） |
|---|---|---|---|---|
| フロセミド | ラシックス® | 0.1〜1時間 | 6時間 | 11〜90% |
| アゾセミド | ダイアート® | 1時間以内 | 9〜12時間 | ― |
| トラセミド | ルプラック® | 0.5〜1時間 | 8時間 | 79〜91% |

EMPHASIS-HF試験におけるエプレレノン，いずれのMR拮抗薬（抗アルドステロン薬）も心不全症例に対する予後改善効果が示されている．

◆ スピロノラクトンは，MRの阻害能は高いが選択性は低く，他の性ホルモン受容体を介した女性化乳房，勃起不全などの内分泌性副作用を認めることがあり，この副作用は用量依存的であると報告されている．

◆ エプレレノンはMR選択性が高く，内分泌性副作用はほとんど認めないことが報告されており，内分泌性副作用が認められた症例や，長期の投薬が必要な若年の心不全症例にはエプレレノンの投与が適している．

◆ また，わが国における心不全治療に対するエビデンス確立を目指して，心不全急性期におけるエプレレノン治療の有用性を検討するEARLIER治験が全国15施設で進められている（2018年現在）．この試験の結果が得られれば，わが国においてもエプレレノンを用いた急性心不全治療に対する承認が期待できる．

## こう考える！わたしの秘訣

- ループ利尿薬使用時には，近位尿細管での水，Na の再吸収を起こさせないようにして使用することが重要である．具体的には，経口薬では RAS 阻害薬である ACE 阻害薬／ARB との併用が必須である．
- わが国の慢性心不全治療ガイドラインでは，ミネラルコルチコイド受容体拮抗薬（MR 拮抗薬）は NYHA 心機能分類Ⅲ度以上の重症心不全に対して投与が推奨されているが，EMPHASIS-HF 試験の結果をふまえると，収縮不全の心不全患者においては禁忌症例を除いて積極的な投与が妥当と考える．
- 心不全症例では，MR 拮抗薬は ACE 阻害薬／ARB との併用が基本となるため，高カリウム血症の合併には注意が必要であり，腎機能低下例では，スピロノラクトンであれば 6.25〜12.5 mg/日など低用量から開始するのが安全である．また投与開始後には 3 日後，1 週間後，以後 3 カ月まで，毎月血清 K 値とクレアチニン値の定期的なフォロー測定が望ましい．

〈西村晃一　朝倉正紀　増山　理〉

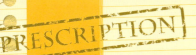

# 8 作用機序から理解するhANPの上手な使いかたとは？

## A 症例提示

**患者** 79歳，男性

**現症** 患者は7年前に心不全にて入院歴がある．1週間前に2日間，鼻血を繰り返すエピソードがあったのち，翌日ごろより労作時息切れの進行があり，呼吸苦を訴え来院．

**所見** 身長 150.8 cm，体重 56.6 kg．血圧 163/85 mmHg，$SpO_2$ 80％ (room air)，心音：整，呼吸音：肺野全体に喘鳴を聴取．両下腿に浮腫を認める．

**既往歴** 前壁心筋梗塞（25年前），冠動脈バイパス術（14年前），閉塞性動脈硬化症（10年前に経皮的血管形成術）

**冠危険因子** 高血圧，脂質異常症，喫煙歴あり

**内服薬** カンデサルタン 4 mg，ビソプロロール 2.5 mg，ニソルジピン 5 mg，アゾセミド 15 mg，アスピリン 100 mg，ワルファリン 2 mg，ピモベンダン 2.5 mg，メチルジゴキシン 0.05 mg，アトルバスタチン 10 mg，ラベプラゾール 10 mg

**検査所見**

血液検査 ：Alb 3.2 g/dL，BUN 19.5 mg/dL，Cr 0.95 mg/dL，AST 27 U/L，ALT 17 U/L，Na 146 mmol/L，K 3.9 mmol/L，CRP 0.77 mg/dL，WBC 5,300/μL，Hb 8.8 g/dL，Plt 24,900/μL，PT-INR 2.14，BNP 753.5 pg/mL

胸部X線 ：両肺野の肺うっ血所見あり

心電図 ：$V_1$〜$V_4$誘導でのR波増高不良，$V_5$，$V_6$誘導でのST低下を認めるも，定期外来受診時と著変なし．

心エコー ：前壁から心尖部はsevere hypokinesis．心収縮能は外来時検査と著変なし．TRPG＝41 mmHg．下大静脈（IVC）拡大なく，呼吸性変動あり．

## ☑ 経過

◆ クリニカルシナリオ（CS）では CS1，病態分類では warm & wet（Nohria-Stevenson 分類）の症例であり，酸素投与を行いつつ，ハンプ® 0.025 μg/kg/分の静注投与をトルバプタン 7.5 mg とともに開始した．その後，血圧をより低下させるために，経過中にハンプ®を 0.05 μg/kg/分に増量した．また，カンデサルタン 4 mg をエナラプリル 5 mg へ変更した．その結果，降圧および利尿が十分に得られ，第3病日にハンプ®を中止した．

◆ 症状改善後に心臓カテーテル検査を施行し，冠動脈造影では以前と著変なく，3本のバイパスグラフトも開存していた．右心カテーテルでは肺動脈楔入圧（PCWP）7 mmHg，心拍出量（CO）2.96 L/分，心係数（CI）1.96 L/分/m² であった．病状は安定し，経過中に腎機能の悪化も認めず，第20病日に退院．退院時 BNP 値は 103 pg/mL であった．

## II. 心不全に対する薬物治療

◆ 本症例は，陳旧性心筋梗塞による低左心機能患者が，貧血の進行を契機に心不全の急性増悪をきたした症例である．来院時は高血圧と肺うっ血を呈しており，全身および肺の動静脈拡張作用と利尿作用を期待してハンプ®を使用し，トルバプタンとも併用することにより，すみやかな病状改善を得ることができた．

### ☑ ナトリウム利尿ペプチド製剤とは

◆ ナトリウム利尿ペプチド製剤は，わが国ではヒト心房性ナトリウム利尿ペプチド(hANP)製剤であるカルペリチド(ハンプ®)が，海外ではヒト脳性ナトリウム利尿ペプチド(hBNP)製剤であるネシリチドが，おもに急性心不全患者を対象に静注薬として使用される．利尿作用に加えて血管拡張作用も有し，また，レニン・アンジオテンシン・アルドステロン系(RAAS)，交感神経系，バソプレシンなどの神経体液性因子に対する抑制効果も期待しうる．

◆ こうしたhANP製剤の作用の全体像を把握するためには，やはり，心臓ホルモンとしてのANP，BNPの作用とその機序を理解する必要がある．本章ではANP，BNPの作用とその機序を概説し，心不全治療におけるhANPの意義とその使いかたについて述べる．

## B ナトリウム利尿ペプチドの作用

◆ 心房性ナトリウム利尿ペプチド(ANP)は，脳性ナトリウム利尿ペプチド(BNP)と並んで，心筋細胞で産生され分泌される心臓ホルモンで，ナトリウム利尿ペプチドファミリーに属する．hANPは，正常な心臓では，おもに心房筋においてその前駆体(γ-ANP)として生合成され，心房顆粒に蓄えられたのちに，α-ANPとして血中に分泌され，標的臓器に作用する．このヒトα-ANP製剤がハンプ®(カルペリチド)である．

◆ ANP，BNPは利尿作用，ナトリウム利尿作用，血管拡張作用，アルドステロン分泌抑制作用などを有し，ナトリウム貯留，血管収縮，アルドステロン分泌亢進に働くアンジオテンシンIIとは機能的に拮抗する関係にある．また，ANP，BNPは心血管系に対して保護的作用を有することも知られており，こうした点においてもアンジオテンシンIIと機能的に拮抗するホルモンであると考えられる．

### ☑ ANP，BNPの循環器系への作用

◆ ANP，BNPは，利尿作用，血管拡張作用を示すことから，その発見当初から生体において生理的な血圧や体液量の調節に重要な役割を果たすと考えられた．実際，ANPのノックアウトマウスでは，血圧が上昇し，また膠質浸透圧を生理的な範囲に調整した等張ブドウ糖液の静脈内輸液負荷に対する急性の利尿反応が消失していた．このことから，ANPが血圧と体液量の制御に重要な役割を果たしていることが明らかとなった．

◆ さらに，その機能的受容体であるGC-A (guanylyl cyclase-A，またはNPR-Aともよぶ，図8-1)のノックアウトマウスも高血圧を示し，また，ANPノックアウトマウスと同様に，膠質浸透圧を生理的な範囲に調整したリンゲル液や生理食塩水液の静脈内輸液負荷に対する急性の利尿反応が顕著に減弱していた．

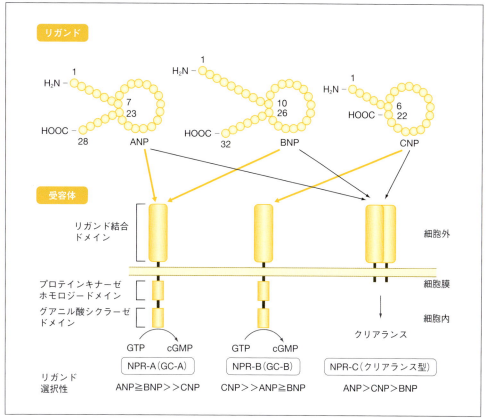

**図8-1 ナトリウム利尿ペプチドファミリーとその受容体**
ナトリウム利尿ペプチドファミリーは，心房性ナトリウム利尿ペプチド（ANP），脳性ナトリウム利尿ペプチド（BNP），および C-type ナトリウム利尿ペプチド（CNP）により構成され，ANP と BNP は膜型グアニル酸シクラーゼである GC-A または NPR-A として知られる受容体に，CNP は GC-B または NPR-B として知られる受容体に結合し，ともに細胞内のサイクリック GMP（cGMP）濃度を上昇させることにより作用を発揮する．

◆ GC-A ノックアウトマウスは，高血圧を示したのみでなく，顕著な心肥大と心線維化を示した．こうした心肥大反応は，単に高血圧による二次的な反応だけではないことが，心筋特異的 GC-A 遺伝子改変マウスを用いた研究から明らかとなっており，ANP および BNP が GC-A を介して直接的に心筋細胞肥大，心線維化の抑制に働いていると考えられている（図8-1）．

◆ 一方，ANP ノックアウトマウスが食塩感受性高血圧を示したのに対して，BNP ノックアウトマウスの血圧は正常であった．また，通常の飼育条件では，有意な心肥大も認められなかった．しかし，一部の個体では野生型と比較して心室の線維化が観察され，大動脈縮窄を用いた圧負荷により野生型マウスと比較して BNP ノックアウトマウスの心線維化が有意に亢進した．

◆ これらのことから，生理的条件下ではおもに ANP はホルモンとして血圧や体液量の調節に働くとともに，オートクライン・パラクラインとして心臓局所で心筋細胞肥大抑制，線維化抑制に働いているのに対し，心室からおもに分泌されている BNP は基本的には局所因子として線維化抑制に働いていることが示唆された（図8-2）．ただし心不全など病的負

## Ⅱ. 心不全に対する薬物治療

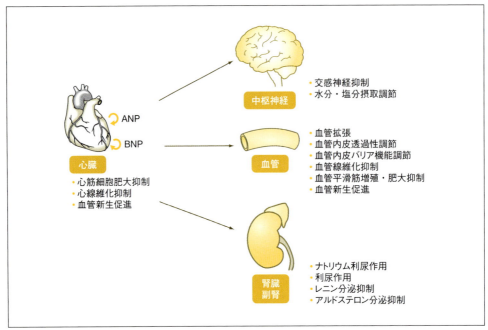

**図 8-2　ANPおよびBNPの心血管系への作用**
GC-Aを介したANP, BNPの心血管系に関与する作用を示す.

荷により心室からのBNP分泌が亢進している状況では, オートクライン・パラクライン因子としての働きに加えて, ホルモンとしてANPと同様の働きをしている可能性が考えられる.

### ANP, BNPの心保護作用とその機序

◆ 前述のようにANP, BNPはホルモンとしての作用に加えて, パラクライン・オートクライン因子として, 心筋細胞肥大抑制, 心線維化抑制にも働くことが示されているが, その機序として, ANP/BNP-GC-Aシグナル経路がアンジオテンシンⅡ1型受容体(AT1aR)シグナルと拮抗して働くことが, それぞれの遺伝子の改変動物を用いた研究から明らかとなっている[1].

◆ 心肥大に加えて, 虚血による心不全においても, ANP/BNP-GC-Aシグナル伝達経路が心保護的に作用することが示されている. GC-Aノックアウトマウスを用いた心筋梗塞モデルの作製と解析から, 慢性期においてはANP/BNP-GC-A経路が心拡大, 心線維化などの病的心筋リモデリングを抑制していること, その作用の少なくとも一部はアンジオテンシンⅡシグナルの抑制によることが示されている. また, 急性心筋梗塞後の尿量維持にもANP/BNP-GC-A経路を介した利尿作用が重要な役割を果たし, 心筋梗塞後急性期から亜急性期における急性心不全発症に対し予防的に働いている可能性が示されている[2].

◆ さらに, 非虚血性の心機能低下による慢性心不全・突然死マウスモデルを用いた研究により, 非虚血性慢性心不全に対するANP/BNP-GC-A経路の心筋リモデリング抑制, 心臓突然死予防効果も示唆されている[3].

## ANP，BNPの血管保護作用とその機序

◆ ANP，BNPは血圧制御に重要な役割を果たしているが，この血圧制御，とくに慢性的な血圧調節に関しては，その受容体であるGC-Aの組織特異的ノックアウトマウスの結果から，血管内皮細胞に存在するGC-Aが重要であることが報告されており，血管内皮細胞がANP，BNPの重要な標的細胞であると認識されている．ナトリウム利尿ペプチドはこうした血管内皮細胞に対する作用を介して，血管新生促進作用なども含め，さまざまな血管保護作用を有する可能性が示唆されている[4]（図8-1）．

◆ 一方で，ANP，BNPによる急性の血管拡張反応は血管平滑筋に発現しているGC-Aを介していることが示されている．これら血管平滑筋弛緩作用に加え，ANP/BNP-GC-A経路は血管平滑筋増殖やアンジオテンシンIIによる血管平滑筋肥大に対して抑制的に働くことも示されており，その抗動脈硬化作用にも興味がもたれている．

# C hANPの使いかた

## hANP（カルペリチド）の作用

◆ カルペリチドはhANPとしてその受容体GC-Aに作用し，利尿作用，ナトリウム利尿作用，血管拡張作用を発揮することで，心不全時における前負荷および後負荷の軽減が期待できる．動脈・静脈ともに拡張させることが知られており，また，肺血管に対しても動脈・静脈ともに強い拡張作用が認められている．加えて，hANPにはRAAS，交感神経系に対する抑制効果が知られており，その急性効果のみならず，早期からこれら神経体液性因子の活性化を抑制することにより，慢性期を見すえた急性期における心血管保護作用が期待される．

◆ また，ANP，BNPの血管内皮に対する作用から，心負荷時に血管新生を促して，心臓の線維化抑制，拡張能保持につながっている可能性が動物実験では示されている．急性心筋梗塞患者を対象に行われた多施設無作為化プラセボ対照比較臨床試験であるJ-WIND試験において，急性心筋梗塞発症後のhANP投与がその後の心血管イベント抑制につながったが，この結果にも，こうしたhANPの血管新生促進作用が，心筋および心線維芽細胞に対する効果に加えて，関与している可能性がある[5]．

## hANPに適した症例は？

◆ 利尿作用と動静脈系両者に対する血管拡張作用を有することから，hANPは，前負荷および後負荷がともにみられる急性心不全患者がよい適応となる．したがって，右心カテーテル検査や心エコー検査のデータなどにより，前負荷と後負荷の存在が考えられた心不全患者に使用を考慮する．左室収縮能の保たれている場合でも，低下している場合でも，ともに，前負荷，後負荷が存在する場合には考慮されるが，心機能低下，低心拍出が存在する場合には強心薬であるドブタミンなどとの併用を考慮する．

◆ また，hANP単独投与で利尿効果が不十分であれば，ループ利尿薬，サイアザイド系・類似利尿薬，バソプレシン$V_2$受容体拮抗薬などの作用機序の異なる利尿薬との併用を行う．hANPは利尿作用を有する血管拡張薬であり，また，神経体液性因子への効果も期待されうることから，利尿効果が不十分であるというだけでは中止の理由とはしないことが多い．

◆ クリニカルシナリオでは，CS1およびCS2の急性心不全患者がとくによい適応となりうる．また，人工心肺を使用した開心術後は，レニン・アンジオテンシン系(RAS)の亢進と相対的なANP，BNPの作用不足が想定されるため，体液貯留をきたした開心術後患者もよい適応である．

◆ 心原性ショックや過度な低血圧を生じた患者には適さず，使用禁忌である．また右心梗塞や脱水の場合も使用は禁忌である．使用時には血圧や徐脈の出現に注意する必要があり，これらの出現時には減量，投与中止をする必要がある．hANPの半減期は比較的短く，減量，中止により，血圧は比較的すみやかに回復することが多いが，回復が遅延する場合は，輸液や，カテコラミンの使用が考慮されることもある．また，動静脈拡張作用を有するため，とくに比較的長期使用する場合には，末梢浮腫の出現にも留意が必要である．

## ☑ hANPはどのくらいの用量を使う？

◆ 筆者らがhANPを心不全患者に投与する場合，やはり血圧の低下を回避するために，一般的には0.025 μg/mLから開始し，血圧，尿量，うっ血症状などをみながら，0.05 μg/mLへの増量を考慮することが多い．血圧が高い場合などは0.1 μg/mLまで増量を考慮することもあるが，その頻度は多くはない．また，低心拍出があり，低血圧傾向が存在する場合，あるいは容易な血圧の低下が予想される場合には0.01〜0.0125 μg/mLから開始し，血圧，尿量などを参考に漸増するようにしている．

### こう考える！わたしの秘訣

- ハンプ®(カルペリチド)は心臓から分泌されるホルモンであるANPを急性心不全治療に応用したANP製剤である．血管拡張作用に加え，利尿，ナトリウム利尿効果を有し，前負荷・後負荷がともに存在する急性心不全症例が最もよい適応となりうる．
- hANPは，神経体液性因子調節作用，心筋保護作用，線維化抑制作用，血管新生作用，血管保護作用など多面的な作用を有することが知られており，これらの機序を介して慢性期での長期予後改善を見すえた効果も期待できる．
- hANP投与に際して，比較的問題となりやすい副作用は血圧低下であり，血圧低下に注意しながら比較的少量から使用し，とくに低心拍出を有する症例では少量より開始するとともに，ドブタミンなどの強心薬との併用を考慮する必要がある．
- hANP単独で利尿効果が得られにくい場合は，他の作用機序の異なる利尿薬との併用による相加的／相乗的効果を期待する．

(桑原宏一郎　　元木博彦)

■文献■

1) Li Y, et al.: Circulation, 106: 1722-1728, 2002.
2) Nakanishi M, et al.: Hypertension, 46: 441-447, 2005.
3) Yasuno S, et al.: Am J Physiol Heart Circ Physiol, 296: H1804-1810, 2009.
4) Kuhn M: Br J Pharmacol, 166: 522-531, 2012.
5) Kitakaze M, et al. (J-WIND investigators): Lancet, 370: 1483-1493, 2007.

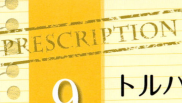

# 9 トルバプタンの外来継続投与が真に必要な患者とは？

## A 症例提示

**患者** 49歳，男性

**診断名** 慢性心不全急性増悪，虚血性心筋症（陳旧性心筋梗塞，冠動脈インターベンション術後），2型糖尿病，慢性腎臓病

**主訴** 息苦しい，足が腫れている

**現病歴** 今回受診する7年前（X-7年）より，高血圧と2型糖尿病を指摘されていたが（HbA1c 10%程度），未治療であった．X-3年，前壁中隔心筋梗塞発症．発症6時間で，左前下行枝近位部の100%閉塞に対して血栓吸引後，薬剤溶出性ステントを留置した．ピークのクレアチンホスホキナーゼ（CPK，クレアチンキナーゼともいう）値は8,500 IU/L であった．経胸壁心エコー検査によると左室駆出率は30%前後で，収縮力の低下した心不全として，β遮断薬，ACE 阻害薬，アルドステロン拮抗薬およびループ利尿薬が開始された．糖尿病に対してはインスリン治療を開始した．冠動脈の有意狭窄は前下行枝のみであった．2剤の抗血小板薬とスタチンも開始し，退院した際の BNP は 100 pg/mL 程度で心不全は代償されていた．6カ月後の冠動脈造影ではステント内再狭窄はなかった．しかし，その後およそ3カ月に1回のペースで20 kg 程度の体重増加を伴う非代償性心不全入院を繰り返した．入院のたびにフロセミドやカルペリチドの静注で改善していた．X 年には前回の退院から2カ月程度しか経過していなかったが，20 kg 体重増加，全身浮腫，呼吸困難の増悪があり，11回目の入院となった．

**所見** 身長 182 cm，体重 108 kg（前回退院時は 88 kg），血圧 136/92 mmHg，脈拍 92回/分・整，体温 36.2℃，SpO₂ 92%（室内気）→ 98%（酸素3 L）．意識清明．頸部：頸静脈怒張あり，リンパ節触知せず．胸部：Ⅰ（→），Ⅱ（→），Ⅲs（+），Ⅳs（-），心雑音聴取せず，rale（+）．腹部：平坦・軟，圧痛なし．四肢：両下腿浮腫著明，両側大腿動脈‐足背動脈拍動触知．

**既往歴** 現病歴への記載事項以外に特記すべきことなし．入退院を繰り返すうちに ACE 阻害薬は ARB へ変更（高血圧への対応），チエノピリジン系抗血小板薬は中止．

**生活歴** 仕事はデスクワーク，飲酒：ビール 1,500 mL/日（20歳から現在），喫煙：現在は禁煙中（20歳～46歳まで20本/日）．

**家族歴** 特記事項なし

**検査所見**

血算 : WBC 6,760/μL, Hb 11.9 g/dL, Plt 20.3×10⁴/μL

生化学 : TP 7.5 g/dL, Alb 4.2 g/dL, BUN 30.2 mg/dL, Cr 2.20 mg/dL, Na 143 mEq/L, K 4.1 mEq/L, Cl 98 mEq/L, T-Bil 1.6 mg/dL, D-Bil 0.3 mg/dL, AST 45 IU/L, ALT 36 IU/L, LDH 253 IU/L, CPK 26 IU/L, ALP 202 U/L, γ-GTP 153 U/L, CRP 0.03 mg/dL, HbA1c 7.2%, BNP 1,456 pg/mL

凝固 : PT-INR 1.06, APTT 36.9秒

胸部X線 : 肺うっ血あり，軽度両側胸水貯留

## II. 心不全に対する薬物治療

心電図　　　　：$V_1$〜$V_4$誘導でQSパターンとST軽度上昇，$V_2$〜$V_4$誘導でT波terminal inversion（以前と同様）
経胸壁心エコー：**左室拡張末期径** 60 mm，**左室収縮末期径** 50 mm，**左室駆出率** 34%，前壁から心尖部にかけてsevere hypokinesis〜akinesis（左室収縮能は以前と同様），**僧帽弁逆流** trace，**三尖弁逆流** trace，推定右室圧 50 mmHg，**下大静脈径** 28 mm，呼吸性変動なし

### ☑ 経過

◆ 入院後，フロセミド静注を開始し，当日は2,950 mLの反応尿があったが，徐々に尿量は低下し4日間の体重減少は4 kgにとどまった．入院5日目にフロセミド静注の代わりにトルバプタン7.5 mgの服用を開始したところ，尿浸透圧の低下を認め，顕著な尿量増加を得て，その後2週間にわたって順調に10 kgの体重減少が得られた．まだ目標体重より5 kgほど多かったため，トルバプタンを15 mgに増量したところ，さらに尿量が増加した（図9-1）．

◆ 入院期間中，腎機能障害はやや改善傾向であり，血清ナトリウム（Na）濃度はほぼ不変であった．30日めに目標体重に達したところで退院となった．この入院を最後として現在まで6年間一度も心不全入院はなく，外来で継続診療中である．

### ☑ 退院時処方

- カルベジロール 20 mg・分2
- テルミサルタン 40 mg・分1
- スピロノラクトン 25 mg・分1
- フロセミド 40 mg・分1
- トルバプタン 15 mg・分1
- アスピリン腸溶錠 100 mg・分1
- アトルバスタチン 10 mg・分1
- ランソプラゾール 15 mg・分1
- インスリン注

### ☑ 本症例の治療方針

**1）なぜトルバプタンを選択したのか？**

◆ まず，この患者の入院時のクリニカルシナリオ（CS）はCS2であり，著明な体重増加を伴っていて，血圧は保たれていることから，臨床プロファイルもwarm & wet（Nohria-Stevenson分類）としてよい．したがって，急性期治療として利尿薬が第一選択薬となる．

◆ 当初は静注のループ利尿薬を使用したが，すぐに反応が乏しくなった．静注の用量は多くはなかったが，推算糸球体濾過量（eGFR）で30 mL/分/1.73 $m^2$をきる程度の腎機能障害を合併しており，さらにループ利尿薬を増量することは躊躇された．ここまでの10回の入院の際にはカルペリチドを併用していたが，この入院時にはトルバプタンが保険償還され使用可能となっていたため，まず急性期のうっ血治療薬として使用開始した．これまで10回のうっ血を繰り返して入院しており，トルバプタンを中止して既存の治療薬に戻してもかならず再入院することが予想されたため，トルバプタンを外来でも継続投与することとした．

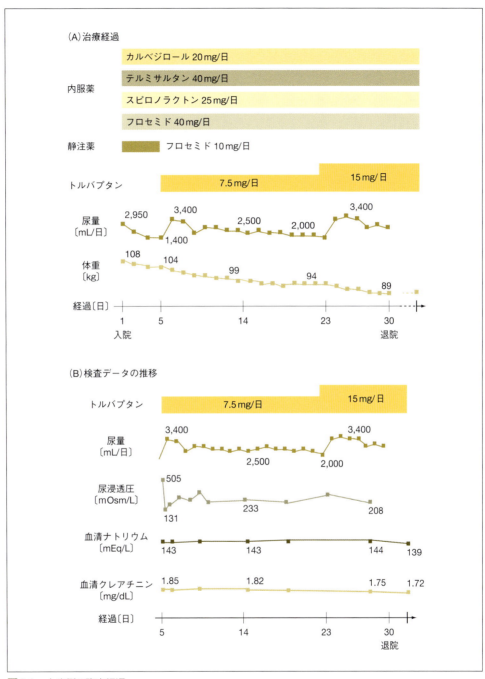

図9-1 本症例の臨床経過

## 2）トルバプタンの開始用量はどのように決定したのか？

◆ 当初，Phase Ⅲ試験（QUEST 試験[1]）に採用されたトルバプタンの用量は15 mg であり，製造販売承認の用量も15 mg であったが，市販後調査（SMILE 試験[2]）でも明らかなとおり，リアルワールドでは，開始直後の過剰な利尿を避けるため7.5 mg が一般的になっている．筆者らは販売当時から Phase Ⅲ試験の状況に鑑みて7.5 mg 以下での投与をルーチ

ン化していた．むしろ，3.75 mg で開始することのほうが多いが，この患者は体重100 kg 前後であり，7.5 mg を選択した．

### 3) トルバプタン投与に際して，どのような副作用に注意したか？

◆ トルバプタンの副作用で最も懸念すべきは高ナトリウム血症である．投与開始前の血清 Na 濃度が正常範囲であったため，150 mEq/L を超えないように電解質チェックを頻回に施行した．また，トルバプタンを15 mg で開始すると開始直後の過剰な水利尿により血清 Na 濃度が急激に上昇することがあるため，その意味でも7.5 mg で開始し，のちに15 mg に増量した．

## B トルバプタンの使いかた

### 1) トルバプタンはどのような病態にどのように作用するのか？

◆ 図9-2に詳細を示すように，心不全による心拍出量低下が引き金となって下垂体からバソプレシンが分泌される．バソプレシンは腎臓の集合管においてタイプ2受容体（$V_2$受容体）に結合して尿素トランスポーター（UT-A1）と水チャンネルであるアクアポリン2（AQP2）をリン酸化し活性化することで尿から水を再吸収して濃縮する．

◆ トルバプタンはバソプレシンのタイプ2受容体に特異的な阻害薬であり，水再吸収を抑制することで水利尿をもたらす．この結果として，レスポンダーでは尿浸透圧の低下，尿中 AQP2濃度の低下，血中尿素窒素（BUN）の低下を伴う．一方，ノンレスポンダーではそのような効果がまったく観察されないため，これらのバイオマーカーを使用してあらかじめトルバプタンのレスポンスを予測することが可能である．

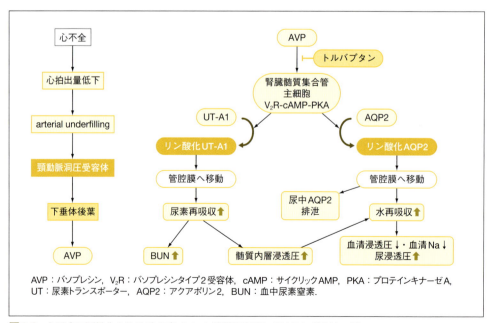

図9-2 心不全で活性化されるバソプレシンと髄質集合管におけるシグナリング

## 2）トルバプタンの使用における押さえておくべきクリニカルエビデンス

◆ 急性期治療におけるトルバプタンとループ利尿薬の併用により，ループ利尿薬の用量を減らすことが可能となり，腎機能を温存しつつより多くの利尿効果を得ることができる．このことは複数のランダム化比較試験で検証されている（AQUAMARINE 試験[3]，SECRET of CHF 試験[4]）．ただし，収縮不全患者の非代償性心不全による入院後全般に長期継続投与することは予後の改善につながらないことがわかっており（EVEREST 試験[5]），外来継続投与の際にはより厳格な患者選択が求められる．

## 3）トルバプタンの長期継続投与はどのように行うべきか？

◆ 図9-3に長期継続投与の基本的な考えかたを示す．まず，長期に使用する患者は既存の利尿薬で効果不十分であるという前提が必要である．多くの臨床データで，心不全患者に対してループ利尿薬がフロセミド相当量40 mg/日を超えて必要となってくると予後が悪いことが明らかにされている．すなわち，フロセミド40 mg/日の投与下で心不全入院をするような場合がトルバプタンを長期に導入する状況と考える．本章で紹介した事例もそうであった．

◆ 入院後は，まずバイオマーカーとして，尿浸透圧，BUNや血清クレアチニン（血清Cr），血清Na，血清カリウム（血清K），などを測定する．これらの指標はトルバプタンを開始してしまうと変化してしまうので開始前に測定すべきである．これらの指標により，レスポンダーの可能性が高いか，また高ナトリウム血症の発症リスクは高くないかを検討する．

◆ 入院初期は静注のフロセミドやカルペリチドを用いつつ，トルバプタンを低用量で開始する．臨床的レスポンス，すなわち，体重減少や呼吸困難感をはじめとした，うっ血症状の

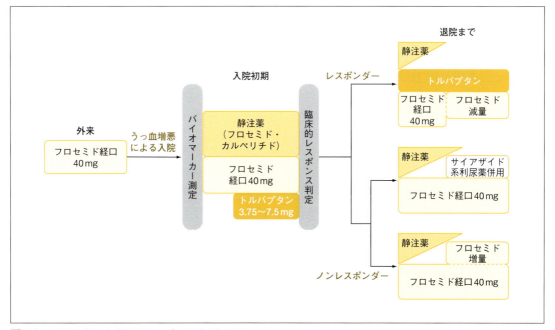

図9-3　トルバプタンに対するレスポンス別の治療スキーム

Ⅱ．心不全に対する薬物治療

> **高ナトリウム血症のリスクは推定できる？**
>
> 現在論文投稿中であるので，引用文献を示すことはできないが，あらかじめ高ナトリウム血症のリスクを下記のリスクスコアで同定することが可能となった．
>
> リスクスコア＝0.125×（血清 Na 濃度）＋0.032×（血中尿素窒素濃度／血清クレアチニン濃度）－0.436×（血清 K 濃度）＋0.014×（年齢）
>
> この数字が 17.80 以上であればトルバプタン 3.75 mg で開始することが望ましい．

改善効果をみつつ，バイオマーカーの結果を参考に，ノンレスポンダーであるならばトルバプタンは数日で中止し，静注薬からの離脱にはループ利尿薬の増量またはサイアザイド系利尿薬の追加といった既存治療を選択する（今後は SGLT2 阻害薬という選択肢も出てくるかもしれない）．一方で，レスポンダーであるならば，静注薬を離脱するとともに必要ならばトルバプタンを増量しながらループ利尿薬を可能な限り減量することを試みる．

### 4）これだけは注意しようという点，もしくは中止や変更の必要なとき

- トルバプタンの薬効上，過剰に水利尿が生じると高ナトリウム血症は必然的に合併しやすくなる．利尿効果は投与開始から1～2日めが最大であることがほとんどで，その結果，高ナトリウム血症の発症も投与開始から3日以内が多い．したがって，その時期の電解質チェックを頻回に行うことが重要である．血清 Na 濃度が 145 mEq/L を超えてきた場合は，減量または中止を考慮すべきである．高ナトリウム血症を予測する因子は，多変量解析から，血清 Na 濃度 142 mEq/L 以上，血清 K 濃度 3.8 mEq/L 未満，トルバプタン開始用量 15 mg ということが報告されているので（SMILE 試験[2]），そのような組み合わせを避けることも重要である．

**こう考える！ わたしの秘訣**

- トルバプタンを長期使用するうえで以下の3点が慢性腎臓病の悪化を防ぎ，心不全再入院を減らし，その結果医療費のコスト低下につながると報告されている．
  ① レスポンダーであれば，左室駆出率は問わない
  ② フロセミド相当量 40 mg/日以上
  ③ トルバプタン開始後，ループ利尿薬を減量すること
- レスポンダーの見分けかた（尿量体重以外では）
  ① 尿浸透圧＞350 mOsm/L ＋投与後 25％以上減少
  ② 尿中 AQP2／血漿バソプレシン≧$0.5×10^3$
  ③ Cr 2.0 mg/dL 未満，BUN 30 mg/dL 以下で，投与後 BUN が低下する

（絹川弘一郎）

■ 文 献 ■

1) Matsuzaki M, et al. (Tolvaptan Investigators): Cardiovasc Drugs Ther, 25 Suppl 1: S33-45 2011.
2) Kinugawa K, et al.: Circ J, 78: 844-852, 2014.
3) Matsue Y, et al.: J Card Fail, 22: 423-432, 2016.
4) Konstam MA, et al. (SECRET of CHF Investigators): J Am Coll Cardiol, 69: 1409-1419, 2017.
5) Konstam MA, et al. (EVEREST Investigators): JAMA, 297: 1319-1331, 2007.

全体の論旨を解説したレビューを2点あげる．
6) Kinugawa K, et al.: Clin Pharmacol Ther, 94: 449-451, 2013.
7) Imamura T and Kinugawa K: Int J Mol Sci, 17: 105, 2016.

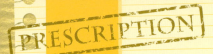

# 10 静注強心薬はいつ，どう使うのか？

## A 症例提示

**症例** 76歳，女性

**診断名** 慢性腎臓病を併発する陳旧性心筋梗塞（LVEF 34%）．

**現病歴・経過** 起坐呼吸で緊急入院（図10-1，イベント①）．warm & wet（Nohria-Stevenson 分類）の心不全臨床病型に対して利尿薬と血管拡張薬で治療を開始し，心不全は一時改善した．しかし，数日後には尿量が低下し，腎機能が悪化，再び心不全は増悪した．利尿薬の変更がないにもかかわらず，尿中ナトリウム（Na）排泄が治療開始時より低下していた（図10-1，イベント②）．うっ

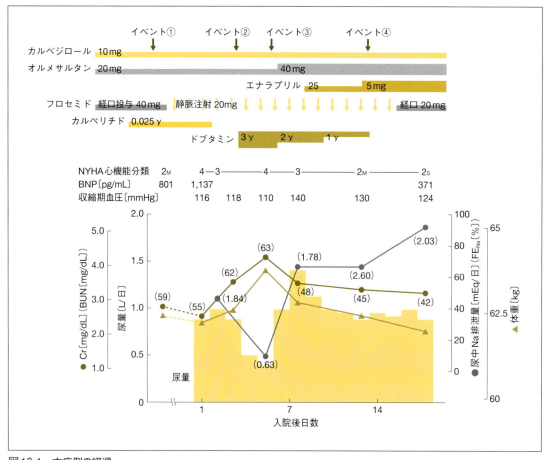

図10-1 本症例の経過

血解除の過程で露呈した低心拍出と診断し，静注強心薬を開始したところ，尿量は増加し，心不全と腎機能は改善した（図10-1，イベント③）．ACE 阻害薬などを増量しつつ減負荷を図り，最終的には強心薬から離脱した（図10-1，イベント④）．

### ☑ 強心薬の適応判断

◆ うっ血解除の過程で一定頻度に出現しうる低心拍出を診断するためには，事前に心拍出量にかかわる臨床指標をコントロールデータとして記録しておくことが重要である．とくに，利尿薬を使用している症例では，尿中 Na 排泄量や $FE_{Na}$（尿中 Na 部分排泄率）の絶対値では，その解釈に限界がある．しかし，利尿薬の投与条件が不変ならば，尿中 Na 排泄量の減少は腎血流量の低下，すなわち，末梢循環不全を表す．すなわち，強心薬の適応と考える．利尿薬の影響が少ない $FE_{UN}$（尿素窒素部分排泄率）を用いるのも一考である．

## B 強心薬の使用を考慮する際の患者選択と注意点

◆ 強心薬が必要な心不全とは，低心拍出もしくは末梢循環不全を呈する病態である．したがって，強心薬の適応判断は，末梢循環不全の的確な診断にかかっている．

### ☑ 心不全管理中に出現する低心拍出とは

◆ 重症心不全での管理で重要なのは，「うっ血」と「低心拍出〔LOS（low output syndrome）〕」の綱引き，いうならば，臨床的フランク・スターリング曲線（Frank-Starling 曲線，以下 FS 曲線と記す）を意識することである．うっ血と LOS の関係を心筋線維の特性に投影させると，Forrester 分類や Nohria-Stevenson 分類の二次元空間に FS 曲線を想定できる（図10-2）．うっ血解除を目的とした減負荷治療は同曲線上を左下方向に沿って移動させ，volume を減ずると心拍出が低下する．重症心不全例では，FS 曲線が下方にシフトするた

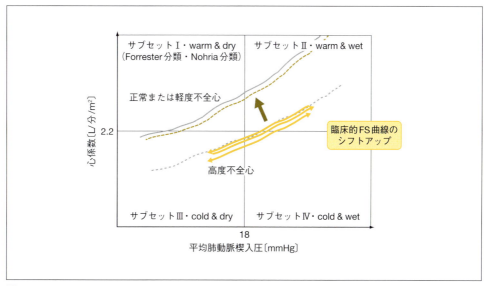

図10-2　臨床的フランク・スターリング曲線
Forrester 分類内にフランク・スターリング曲線（FS 曲線）を想定できる．低機能心ではうっ血解除により心拍出低下が生じる可能性があり，うっ血と低心拍出の往復状況を回避する FS 曲線のシフトアップ法が求められる．

II. 心不全に対する薬物治療

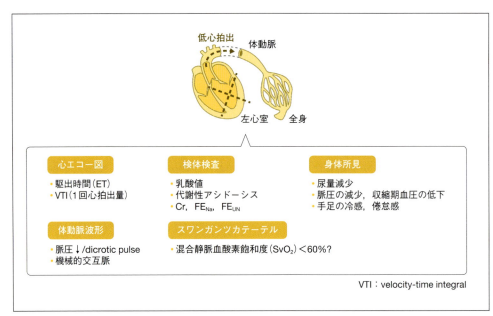

図10-3 低心拍出および末梢循環不全の臨床指標

め，うっ血解除の過程で LOS が出現する．

### 低心拍出をどう認識するか

◆ LOS の臨床指標を図10-3に記す．診断には尿量を含めた身体所見と心エコー図が重要であるが，いずれも診断精度に問題があり，現時点で最も頼りになるのはスワンガンツカテーテル（SG）である．

◆ SG 使用は総死亡の減少や入院期間の短縮をもたらさないとのメタ解析[1]にもとづき，急性心不全管理での使用は回避される傾向にある．しかし注意すべきは，これらの研究では対象の多くが比較的安定した患者であり，静注強心薬や補助循環を必要とする重症例を除外している点である．

◆ SG は，必要時には使うべき診断ツールである．必要とされる最たる状況とは，①心不全急性期のショック例，②うっ血解除過程で LOS が露呈もしくは疑われる心不全難治例である．指標のなかでは，混合静脈血酸素飽和度（$SvO_2$）が最も重要で，$SvO_2 < 60\%$ を末梢循環不全のめやすとする．高度三尖弁閉鎖不全（高度 TR）が併存する例では，熱希釈法による心拍出量の推算はあてにならない．

## C 臨床シナリオにもとづく同種薬剤の使い分け

### 心原性ショックの初期対応

◆ 心原性ショックは適切な処置なしでは致命率が高く，組織低灌流に対する強心薬の使用を

ためらってはならない．収縮期血圧が簡便かつ有用な組織低灌流の指標だが，尿量など全身状態を絡め総合的に判断する．左室充満圧が低下する心原性ショックは少なくなく，初期対応として急速補液を行う．

◆ 心原性ショックでは，血圧上昇と強心作用が確実なドパミンが推奨される．しかし，肺うっ血が強い場合には，肺毛細管圧を低下させるドブタミン（DOB）を併用もしくは先行投与する．ホスホジエステラーゼ阻害薬（PDE 阻害薬）は，DOB がもつ血管拡張作用を強化させ，強心作用は弱めた薬剤と考える．不十分な場合，循環血液量を適正化したうえで，ノルアドレナリンを併用する．なお，ノルアドレナリン使用群はドパミン使用群よりも，心原性ショックの短期死亡率が低いとの報告がある[2]．

## 駆出率の低下した心不全（HFrEF）

◆ 駆出率の低下した心不全（HFrEF）と駆出率が保持された心不全（HFpEF）との急性期管理を比べると，うっ血解除過程における LOS 露呈のリスクが異なる．LOS を生じる傾向は HFrEF で大きい．HFpEF では，収縮性心膜炎やアミロイドーシスなどの強い拘束性障害がない限り，減容量にて LOS をきたすことはまれである．

◆ LOS を回避させる第一選択薬は，DOB である．DOB はうっ血の有無にかかわらず LOS もしくは末梢循環不全時に使用され，国内外のガイドラインの推奨度はクラスⅡa に分類される．β受容体の刺激による陽性変力作用は20γまで用量依存性をもつが，高用量時には$α_1$作用にもとづく血管収縮やβ作用にもとづく陽性変時作用および催不整脈作用が露呈しやすい．つまり，頻脈と不整脈増加で用量増加に制限がかかり，5（～10）γがせいぜいの上限である．一方，低用量では$β_2$刺激や交感神経反射抑制を通じて血管拡張作用を有する inodilator（強心性血管拡張薬）と位置づけられ，弱いながらも，うっ血解除薬としてのポテンシャルを有する．PDE 阻害薬ほど強力な血管拡張を求めぬ場合や低血圧例では，半減期の短さと慣用性もあいまって，使い勝手のよい薬剤である．

◆ 長期使用による耐性出現の有無は議論が分かれるが，β遮断薬のうち（メトプロロールでなく）カルベジロール使用下ではその作用が減弱することに留意する[3]．一方，長期予後への影響に関しては，改善させるとの報告は皆無であり，予後を悪化させるかについては議論が分かれる．ただし，不必要な使用を戒めるに超したことはない．

## 虚血性心不全

◆ PDE Ⅲ阻害薬は，冠灌流圧を低下させ，虚血性の急性心不全後の遠隔期予後を悪化させるとの報告[4]がある．ただし，血行動態が破綻した際には機械補助の必要性も絡め，その使用に躊躇すべきでない．心拍数を上昇させない，必要最小限の使用を心がけたい．

## 重症僧帽弁逆流による肺うっ血

◆ 重症僧帽弁逆流（重症 MR）による肺うっ血がみられた場合は，後負荷を軽減する，すなわち，体血管抵抗を減ずる薬剤が有効である．PDE 阻害薬は強心薬に分類されるが，臨床家の視点からは血管拡張薬との印象が強い．カテコラミンは高用量では血管収縮作用が出現するが，PDE 阻害薬はむしろ高用量で血管拡張作用が前面に立つ．とくに，低心機能例において，PDE 阻害薬はその強心作用とあいまって，硝酸薬などの純粋な血管拡張薬

Ⅱ．心不全に対する薬物治療

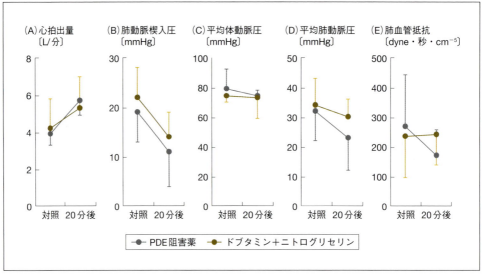

**図10-4　高度僧帽弁逆流による肺うっ血例でのPDE阻害薬の効果**
ドブタミン＋ニトログリセリンおよびPDE阻害薬のいずれも，僧帽弁逆流による肺動脈楔入圧を同様に減少させた．しかしこの際，PDE阻害薬で，肺動脈圧をより低下させた．

[Hachenberg T, et al.: J Cardiothorac Vasc Anesth, 11: 453-457, 1997を一部改変]

に比して血行動態が不安定になりにくく，MR合併心不全の急性期治療に便利な薬剤である．その背景として，肺血管抵抗を減ずる特徴も重要なのかもしれない[5]（図10-4）．

◆ なお，急性MRは，外科的介入が原則である．血行動態と呼吸状態が重症度と緊急性を決めるため，それをサポートする治療ツール，すなわち大動脈バルーンパンピングと非侵襲的陽圧呼吸を積極的に活用する．

## こう考える！わたしの秘訣

　静注強心薬を使う際に最も重要なのは，あくまで「一時しのぎのクスリ」であることを念頭に置いておくことである．いいかえれば，使い始めた，あるいは使い始める前に，このクスリからどう離脱させるかの戦略をあらかじめ立てておくことが重要である．

　重症心不全で低心拍出（LOS）を解除するには，一定のvolume負荷が必要だが，その結果，うっ血を招いてしまう．このように，うっ血とLOSの行き来を繰り返すため，一向に心不全状態から脱却できない．この解決には，臨床分類内のフランク・スターリング曲線（FS曲線）を上方にシフトさせるしか方法がない．そこで，①急性期には静注強心薬などで"とりあえずの"FS曲線シフトアップを図る，②慢性期には①のサポート下に恒常的なFS曲線のシフトアップを図る，との2段構えの戦略を立てることになる（表10-1）．

　上記①の急性期での"とりあえず"策として，最も一般的な手法が静注強心薬である．さらに，後負荷軽減を目的とした血管拡張薬の併用が有用な場合があるが，血圧低下を招来した場合には，心拍出量の増大が尿量の増加につながらぬ場合もあり，うっ血増悪の危

険性もはらむ．高度な僧帽弁逆流を併発する場合は，後負荷軽減が逆流量を減少させ，前方駆出を増やすことで FS 曲線のシフトアップに大いに寄与する症例がある．その意味でも，大動脈バルーンパンピングも大いに検討に値し，ときに驚くほどの有効性を発揮する．

　繰り返すが，①の"とりあえず"策はあくまで一時しのぎに過ぎない．たとえば，強心薬を止めてしまえば，FS 曲線は元にシフトするだけで，再びうっ血と LOS の行き来を繰り返す状態に逆戻りする．したがって，①の"とりあえず"策を続けながら，抜本的に FS 曲線が上方にシフトする，あるいは，それにつながる方策②を同時進行で組み立てねばならない．ここで，異常の主体が心ポンプ異常であれば，方策は左室リバースリモデリングを狙うことにほかならない．心筋虚血など器質的心疾患への介入を除けば，リバースリモデリングを期待できる 2 大治療ツールはβ遮断薬と心臓再同期療法（CRT）である．強心薬の離脱過程で低心拍が露呈する場合，β遮断薬は一向に導入が叶わないので，静注強心薬をじっと我慢して使い続ける．

表10-1　臨床的フランク・スターリング曲線のシフトアップ法

| I．急性対処：「フランク・スターリング曲線（FS 曲線）の暫定的シフトアップ」 |
|---|
| ①強心薬：ドブタミン（＋PDE 阻害薬） |
| ②大動脈内バルーンパンピング（または経皮的心肺補助法） |
| II．慢性対処：「FS 曲線の恒常的シフトアップ維持」 |
| ①薬物治療："Triple Therapy"<br>　（ACE 阻害薬または ARB ＋ミネラルコルチコイド受容体拮抗薬 → ＋β遮断薬） |
| ②心臓再同期療法（@ wide QRS 患者／心拍数↓） |
| ③トルバプタン（@血清ナトリウム低値の患者，血管外うっ血） |
| ④基礎疾患への介入：虚血，僧帽弁閉鎖不全症，不整脈 |
| ⑤ASV（adaptive servo-ventilation） |
| ⑥補助人工心臓 → 心移植 |

"とりあえずの"治療で血行動態を支えながら，同時に"最終的な"状況脱却法を進めていく．

（猪又孝元）

■ 文 献 ■

1) Shah MR, et al.: JAMA, 294: 1664-1670, 2005.
2) De Backer D, et al.（SOAP II Investigators）: N Engl J Med, 362: 779-789, 2010.
3) Metra M, et al.: J Am Coll Cardiol, 40: 1248-1258, 2002.
4) Felker GM, et al.（OPTIME-CHF Investigators）: J Am Coll Cardiol, 41: 997-1003, 2003.
5) Hachenberg T, et al.: J Cardiothorac Vasc Anesth, 11: 453-457, 1997.

# 虚血性心疾患に対する薬物治療

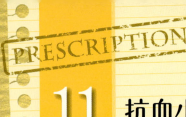

# 11 抗血小板薬をどのように使用する？

## A 症例提示

**患者** 64歳，男性
**診断名** ST上昇型急性心筋梗塞
**主訴** 胸痛
**現病歴** 朝8時ごろ，出勤途中に胸痛が出現．我慢して会社までたどり着いたが，胸痛が治まらずに救急要請，9時15分に当院搬送となった．
**所見** 意識清明，血圧144/86 mmHg，脈拍数108回，$SpO_2$ 99%（酸素マスク6 L/分）．頭頸部：貧血・黄疸なし，頸静脈怒張なし，頸部血管雑音なし．胸部：呼吸音 清，心音 清，心雑音なし．腹部：特記所見なし．四肢：浮腫なし．
**既往歴** 52歳から2型糖尿病で内服加療中
**冠危険因子** 喫煙あり（20本/日・45年間），糖尿病あり，高血圧なし，脂質異常症指摘なし，家族歴なし

### 経過

◆ 胸部症状・心電図変化・心エコー所見から，本症例をST上昇型急性心筋梗塞（STEMI，Killip分類Ⅰ群）と診断し，ただちに緊急心臓カテーテル検査を施行した．その結果，左前下行枝に完全閉塞病変を認めた．引き続き，経皮的冠動脈インターベンション（PCI）を施行する方針とした．

◆ 抗血小板薬の服用がなされていなかったため，心臓カテーテル検査に先立ち，アスピリン腸溶錠300 mgとプラスグレル20 mgをローディング投与した．

### 処方

・アスピリン腸溶錠 100 mg
・プラスグレル 3.75 mg
・ペリンドプリル 2 mg
・ビソプロロール 2.5 mg
・ロスバスタチン 5 mg
・リナグリプチン 5 mg
・ランソプラゾール OD錠 15 mg

## B 抗血小板薬の使いかた

### ☑ ステント血栓症防止の観点から

◆ 急性心筋梗塞症例に対しては，わが国では primary PCI が施行されることが大半であるが，その施行に際しては多くのケースでステント留置が行われる．ステント留置後は，ステント血栓症を予防するため，アスピリンと，血小板表面の P2Y$_{12}$ 受容体を介したアデノシン二リン酸（ADP）による凝集を抑制するチエノピリジン系抗血小板薬などの薬剤を追加する．抗血小板薬2剤併用療法 dual antiplatelet therapy（DAPT）を一定期間行うことが現在の標準治療となっている．

◆ 現在，わが国で使用可能な抗血小板薬は，アスピリン，チクロピジン，クロピドグレル，プラスグレル，シロスタゾールの5種類で，そのうち，チクロピジン，クロピドグレル，プラスグレルは，チエノピリジン系薬剤とよばれる．そのほかに，ジピリダモール，オザグレル，サルポグレラートなどの抗血小板薬も市販されているが，それぞれ心血管イベントを減少させるほどの抗血小板効果を有していないため，ステント血栓症の防止を目的としては使用されない．

#### 1) クロピドグレル

◆ チエノピリジン系薬剤において，チクロピジンで問題となっていた作用発現までの時間がクロピドグレルでは6時間程度と，比較的急速に抗血小板作用を発揮することが示された一方で，代謝酵素であるシトクロム P450 2C19（CYP2C19）に遺伝子多型があるために反応性が低下すること，すなわち，クロピドグレルの作用発現には個人差があり，代謝活性の不十分な poor metabolizer では血小板抑制効果が低くなることが知られている．poor metabolizer については，心筋梗塞後のクロピドグレル服用患者におけるイベント発生との関連が報告されており，また，アジア人に多いという人種差も指摘されている[1]．

#### 2) プラスグレル

◆ 一方，プラスグレルは複数の CYP で活性化されるため，CYP2C19遺伝子多型による血小板凝集能への影響が少ないことが特徴である．また，プラスグレルはクロピドグレルと比較し，効果発現までの時間が30分程度と非常に迅速であり，その効力発揮の早さからとくに急性冠症候群（ACS）患者に対して積極的に臨床利用されるようになってきている．

### ☑ 二次予防の観点から

◆ 抗血小板薬の使用は，血小板の凝集を阻害することにより，前述のステント血栓症を含めた血栓性合併症の予防以外に，動脈硬化のハイリスク患者への二次予防を目的とする側面もある．ステント使用の有無にかかわらず，抗血小板薬の内服治療で ACS 患者の心血管イベントを抑制できることが多くの臨床試験で示されており，DAPT を12カ月間行うことが ACS 治療の標準となっている[2]．

◆ 不安定プラークを発症の基盤とするアテローム血栓症は，同一患者に複数の病変が存在することが多く，それらが同時期に心血管イベントを起こしてくることも多いといわれている．わが国で行われた PACIFIC 試験では，STEMI 症例では1年後の心脳血管イベント発

III. 虚血性心疾患に対する薬物治療

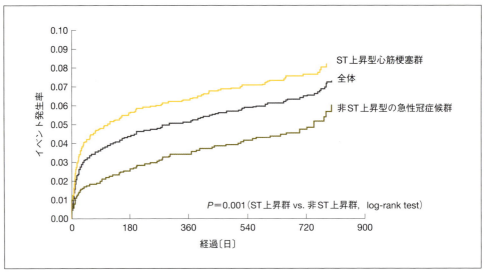

**図11-1** 急性冠症候群患者の心脳血管イベント発生率（PACIFIC試験）
［Daida H, et al.（PACIFIC investigators）: Circ J, 77: 934-943, 2013を一部改変］

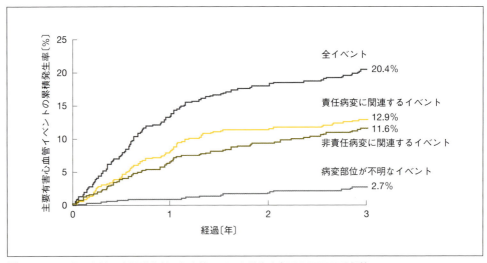

**図11-2** PCI後の急性冠症候群患者の心血管イベント発生率（PROSPECT試験）
［Stone GW, et al.（PROSPECT Investigators）: N Engl J Med, 364: 226-235, 2011を一部改変］

生率が6.21％，2年までで7.48％と高率に認められている[3]（図11-1）．

◆ また，PCI施行患者の冠動脈3枝すべてをイメージングで解析し，その後3年間フォローしたPROSPECT試験では，3年間で心血管イベントがおおよそ20％発生することが示されているが，その内訳はPCI施行時の責任病変と非責任病変が同等の頻度で起こってくることが示されている[4]（図11-2）．したがって，一度アテローム血栓症によるイベントを発症した患者は，プラークが安定化するまでの一定期間は二次予防を厳重に行う必要がある．

##  抗血小板薬2剤併用療法(DAPT)の期間と終了後の抗血小板療法

### ■ イベント防止と出血リスクのバランス

◆ 抗血小板薬はステント血栓症を予防する一方で,出血リスクを増大させる可能性があるという負の側面にも留意せねばならない.薬剤溶出性ステント(DES)が登場した当初は,ステント血栓症に対する強い懸念から,DAPTを長期間続けることが推奨されてきた.とくに第1世代のDESでは,植込みから1年以降に発生する超遅発性ステント血栓症 very late stent thrombosis (VLST)がクローズアップされ,5年経過しても年間0.2〜0.5％程度のVLST発生が報告された結果[5,6],DES植込み後のDAPT期間は無期限に延長される傾向があった.しかし,現在使用されている,第2世代,第3世代とよばれる,いわゆる new generation DESでは,VLSTをはじめ,すべての時期でのステント血栓症が大幅に減少し,問題が大きく改善され,状況が変わってきた.

◆ DAPTを長期間続けると,当然ながら出血リスクは増加することになる.いったん重篤な出血事象が生じると,必要である抗血小板薬を休止せねばならず,また,生体の反応として血小板凝集能や凝固能は亢進することが知られており,結果として,心筋梗塞,脳卒中,ステント血栓症のリスクが高まることで,予後の悪化につながる.

#### 1) DAPT 期間の短縮

◆ これらをふまえて,DAPT期間の短縮に関する臨床試験が多数行われ,3カ月や6カ月へのDAPT期間短縮が試みられている.2015年に発表されたメタ解析では,DAPT期間を3〜6カ月へ短縮してもステント血栓症は増加せず,出血が減少するという結果となっており,12カ月以上のDAPTに関しては,重大出血増加というデメリットがステント血栓症予防というメリットを上まわるとされており,出血の増加によって生命予後の悪化も示されている[7].

◆ こういった背景によって,2017年に発表された最新の欧州心臓病学会(ESC)のガイドラインでは,ACS患者へのDAPTの標準期間は12カ月,ステント血栓症の予防目的,すなわち待機的PCI後患者へのDAPTはステントの種類によらず6カ月が推奨された.また,出血リスクと血栓リスクを評価してDAPT期間の短縮・延長を考慮すること,DAPT期間を考慮する際に使用するスコアはPRECISE-DAPTスコアとDAPTスコアを用いることが示された.このガイドラインのなかでは,出血リスクの高い患者に対するDAPT期間を3カ月とすることがクラスⅡaの推奨となり,また,手術など,やむをえない事情があるときにはクラスⅡbの推奨度で1カ月も考慮可能となった[8].

#### 2) DAPT 期間の延長

◆ その一方で,1万人近い患者をエントリーした世界最大のDAPTに関するランダム化比較試験であるDAPT試験では,12カ月の段階で問題のなかった患者において30カ月までDAPTの期間を延長することにより,有意にステント血栓症および心筋梗塞の発症を抑制することが示された[9].出血リスクの少ない患者についてはDAPT延長のメリットがあることも示されており,とくに血栓リスクの高い患者については個別にDAPTを延長することも考慮すべきと考えられている.

## DAPT終了後の抗血小板薬について

◆ DAPTの基本薬としてはアスピリンが使用され，DAPT終了後の抗血小板薬としてもアスピリンが継続投与されてきた．しかし最近，アスピリンの抗血小板薬としての有効性，安全性には，疑問が投げかけられている．

◆ アスピリンはATT（antithrombotic trialists'）collaborationのメタ解析によって確固たる二次予防のエビデンスがあるが，有効性は無投薬と比較して示されたものであり，メタ解析では，末梢動脈疾患のような動脈硬化が進展した患者にアスピリンを単剤で用いた場合，二次予防のための抗血小板薬としては効果不十分な可能性が指摘されている[10]．それに加えて，アスピリンには出血合併症という問題点も指摘されている．

◆ ATTでは，対照群と比較して，アスピリンを内服していた患者は脳出血発生のリスクが60％増加していたと報告している．また最近，MAGIC試験の結果が発表され，日本人のデータとして低用量アスピリン内服中の患者の内視鏡所見で消化管障害を合併する頻度が明らかになった[11]．この報告では，直径5mm以上の消化性潰瘍が6.5％に存在し，びらんは29.2％の頻度で存在した．もともとアスピリンをはじめとしたNSAIDs（非ステロイド性消炎鎮痛薬）は上部消化管粘膜の障害をきたす直接の作用があり，出血のもとになる病変がアスピリンによってつくられ，そこに他の抗血小板薬や抗凝固薬を併用することによって，臨床的に問題となる出血に発展するものと思われる．

◆ このような背景から，DAPT期間終了に際して，アスピリンを中止し，ADPアンタゴニスト（ADP受容体拮抗薬）を選択する方針に注目が集まっているが，この点については今後のデータの蓄積が待たれる．

## 虚血性心疾患に対する抗血小板薬の今後の動向

◆ 今後は，基本的にはステント血栓症予防のためのDAPTは3～6カ月へと短縮の流れになっていくものと考えられるが，その一方で，患者ごと，あるいは，病変背景やステント治療の内容によって，出血リスクとの兼ね合いでDAPT期間を考えていくテーラーメイドの医療が必要になってくるであろう．

> **こう考える！ わたしの秘訣**
> ・虚血性心疾患に対しては抗血小板薬が必須である．
> ・急性期，あるいはステント留置後には，抗血小板薬2剤併用療法（DAPT）を行う．
> ・DAPT期間については，出血リスクと血栓症リスクをふまえ，患者個々に検討する必要がある．

（興野寛幸　上妻　謙）

## 文献

1) Kim KA, et al.: Clin Pharmacol Ther, 84: 236-242, 2008.
2) Anderson JL, et al.(ACCF/AHA Task Force on Practice Guidelines): Circulation, 127: e663-828, 2013.
3) Daida H, et al.(PACIFIC investigators): Circ J, 77: 934-943, 2013.
4) Stone GW, et al.(PROSPECT Investigators): N Engl J Med, 364: 226-235, 2011.
5) Daemen J, et al.: Lancet, 369: 667-678, 2007.
6) Kimura T, et al.(j-Cypher Registry Investigators): Circulation, 125: 584-591, 2012.
7) Giustino G, et al.: J Am Coll Cardiol, 65: 1298-1310, 2015.
8) Valgimigli M, et al.(ESC Scientific Document Group; ESC Committee for Practice Guidelines; ESC National Cardiac Societies): Eur Heart J, 39: 213-260, 2018.
9) Mauri L, et al.(DAPT Study Investigators): N Engl J Med, 371: 2155-2166, 2014.
10) Berger JS, et al.: JAMA, 301: 1909-1919, 2009.
11) Uemura N, et al.(MAGIC Study Group): J Gastroenterol, 49: 814-824, 2014.

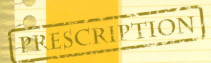

# 12 虚血性心疾患に対するスタチンの有用性と適切な使用法とは？

## A 症例提示

**患者** 60歳，男性

**診断名** 急性心筋梗塞，脂質異常症

**主訴** 胸痛

**現病歴** 高血圧症と糖尿病により5年間の治療歴がある．受診年（X年）の1月から労作時息切れと胸部絞扼感を自覚しており，発作回数が増加し，徐々に症状の増悪を認めた．X年3月，安静時胸痛が出現．改善しないため救急車で救急外来受診となる．心電図でのⅡ，Ⅲ，aV$_F$誘導のST上昇と，血液検査における心筋逸脱酵素の上昇により急性心筋梗塞と診断し，緊急カテーテル検査・治療となる．

**入院時身体所見** 身長 168 cm，体重 70 kg，BMI 24.8，血圧 158/90 mmHg，脈拍 66/分・整．胸部：心音 心雑音なし，肺野 清．腹部：平坦，肝脾腫なし，腸雑音正常．四肢：浮腫なし，アキレス腱肥厚なし．

**既往歴** 高血圧，糖尿病

**内服薬** アムロジピン 5 mg/日・分1，ビルダグリプチン 100 mg/日・分2

**生活歴** 喫煙歴：20本/日，飲酒歴：機会飲酒

**家族歴** 心疾患の家族歴なし

**検査所見**

血液検査 ：WBC 11,600/μL，Hb 14.7 g/dL，Plt 22.6×10$^4$/μL，BUN 12 mg/dL，Cr 0.89 mg/dL，AST 32 IU/L，ALT 40 IU/L，LDH 214 IU/L，CK 482 IU/L，CK-MB 64 IU/L，BNP 89 pg/mL，随時血糖 169 mg/dL，HbA1c 6.9%，TG 76 mg/dL，TC 233 mg/dL，LDL-C 162 mg/dL，HDL-C 55 mg/dL，心筋トロポニンT 0.648 ng/mL

12誘導心電図：洞調律．Ⅱ，Ⅲ，aV$_F$誘導のST上昇

## ☑ 経過

◆ 緊急冠動脈造影で，右冠動脈#2に100％完全閉塞が認められた．同部位に冠動脈インターベンションを行い，薬剤溶出性ステント（DES）を留置し，狭窄率0％に改善．左室機能は下壁の壁運動低下，左室駆出率は40％であった．

◆ 術後は合併症なく経過し，薬物療法としては抗血小板薬2剤併用療法（DAPT），β遮断薬，アンジオテンシン変換酵素阻害薬（ACE阻害薬），そしてスタチンが追加された．

## ☑ 処方（スタチン）

・ピタバスタチン 2 mg/日・分1

## B スタチンの使いかた

### ☑ 急性冠症候群（ACS）患者に対する脂質管理

◆ 二次予防患者においては，心血管イベント予防に対する HMG-CoA 還元酵素阻害薬（スタチン）投与と厳格な LDL コレステロール（LDL-C）管理は必須の治療である．わが国では，2017年に発表された日本動脈硬化学会の「動脈硬化性疾患予防ガイドライン 2017年版」で，急性冠症候群（ACS）患者に対する LDL-C の達成目標値は 70 mg/dL と，欧米と同様の値にはじめて設定された．また，その際の介入に使用する薬剤はスタチンである．

◆ ではなぜ，2017年版で ACS 患者の LDL-C の達成目標値が以前より下げられたかということになる．わが国でも欧米と同様に LDL-C 低下に相関してイベント発生率も低下することが明らかになっていたが，わが国では虚血性心疾患の発症頻度は欧米に比べ低く，何より，その予後も良好である．したがって，LDL-C を欧米ほど低下させずとも再発イベントは十分に抑制可能ということになっていた．しかし，日本においても再発リスクの高い患者群は存在し，その一群が ACS 患者である．ACS 患者の1年間の心血管イベント発生率は，欧米の二次予防患者群とほぼ同等であった．そういった観点から，2017年版の改訂では，ACS 患者は二次予防患者のなかでも高リスク群と位置づけられ，欧米と同様の LDL-C 達成目標が設定された．

◆ これまで，ACS 患者を対象とするスタチンの介入試験として MIRACL 試験[1]や PROVE IT-TIMI 22試験[2]が欧米で実施された．前者では16週という短期間でアトルバスタチンの再発予防効果が立証され，後者ではアトルバスタチンとプラバスタチンの介入による心血管イベントを比較し，アトルバスタチン群で有意にイベント発生率が低下した．この2つの大規模臨床試験により，発症早期からのストロングスタチンの最大用量での投与が推奨され，結果的に LDL-C 達成目標値は 70 mg/dL となった．

◆ 一方，わが国では ACS 患者を対象としたアウトカム試験は実施されていないが，血管内超音波検査を用いた冠動脈プラーク進展退縮試験は実施されている．ESTABLISH 試験[3]，JAPAN-ACS 試験[4]が代表的なもので，日本で承認されているストロングスタチン最大用量を用いて LDL-C を 70〜80 mg/dL まで低下させたところ，冠動脈プラークは退縮した．退縮はサロゲート・マーカーであるが，その後の観察研究で退縮がイベントの予測因子になる可能性を示唆している．

◆ 以上の結果から，日本でも欧米と同様に LDL-C 達成目標値は 70 mg/dL と設定されたのである．本章で提示した患者では入院早期からスタチンを開始し，外来で最大用量に調整する予定である．

### ☑ スタチンによる薬物治療

#### 1) スタチンを用いた LDL-C 管理

◆ スタチンは高 LDL-C 血症に対する薬物治療の中心であるが，動脈硬化の進展予防や虚血性心疾患発症予防の役割も担っている．LDL-C の管理目標値として，欧米では2012年に改訂された欧州心臓病学会（ESC）のガイドラインに従い，冠動脈疾患二次予防患者の

表12-1 リスク区分別脂質管理目標値

| 治療方針の原則 | 管理区分 | 脂質管理目標値〔mg/dL〕 | | | |
|---|---|---|---|---|---|
| | | LDL-C | non-HDL-C | HDL-C | TG |
| 一次予防 | 低リスク | <160 | <190 | ≧40 | <150 |
| | 中リスク | <140 | <170 | | |
| | 高リスク | <120 | <150 | | |
| 二次予防 | 冠動脈疾患の既往 | <100 | <130 | ≧40 | <150 |

家族性高コレステロール血症，急性冠症候群，糖尿病高リスク症の患者では LDL-C 70 mg/dL 未満，non-HDL-C 100 mg/dL 未満を考慮する．

LDL-C 管理目標値を 100 mg/dL 未満，高リスク群では 70 mg/dL 未満を目標に治療を行う（treat to target）としている．

◆ 一方，2013年に発表された米国心臓病学会と米国心臓協会（ACC/AHA）のガイドラインでは，LDL-C の管理目標値を設定せず，リスクの層別化を行い，二次予防では最大用量のストロングスタチンを使用する，いわゆる fire and forget に舵をきったが，現在は，スタチン以外のエゼチミブ（コレステロール吸収阻害薬）や PCSK-9 阻害薬を用いて LDL-C を 30 mg/dL まで低下させた場合のイベント減少が立証され，イベント発生率の低下のためには LDL-C 低下を目指すように再度方向を転換している．

◆ わが国では，前述したとおり2017年に「動脈硬化性疾患予防ガイドライン」が改訂され，一次予防では，心血管イベントに対するリスク評価基準をこれまで用いてきた10年間の死亡率から吹田スコアに変更して管理目標値が設定された．一方，二次予防ではリスクの層別化が盛り込まれ，家族性高コレステロール血症，ACS，糖尿病ハイリスクの3疾患を二次予防ハイリスク群と位置づけ，目標 LDL-C が 70 mg/dL と設定されたのが今回の大きな特徴である（表12-1）．

### 2）スタチンの選択

◆ 現在，6種類のスタチンが使用可能であり，LDL-C 低下作用の強弱によりストロングスタチン，レギュラースタチンに分類される．水溶性・脂溶性にも分類され，前者は肝細胞に選択的に作用し，後者は非特異的にあらゆる臓器・組織の細胞に作用する．副作用として，肝障害，筋障害，重篤な筋障害である横紋筋融解症がある．横紋筋融解症はスタチン単独での発症はまれで，腎機能障害患者でフィブラートと併用時に発症することがある．

## ✓ 押さえておくべきクリニカルエビデンス

◆ 血清 LDL-C 値は高ければ悪く，下げればよいことは多くの観察研究や介入試験で明らかにされており，現在，最も強力なエビデンスをもち，日欧米のガイドラインでも推奨度が高いことをまず認識すべきである．その LDL-C の流れをまとめたものが図12-1である．

◆ まず，観察研究で LDL-C 高値が継続すれば心血管病が増加することが世界中で報告され，つぎに，遺伝的に生来 LDL-C 値が高い LDL 受容体欠損症患者で心血管イベントが若年から発症し，生涯リスクも10倍以上高いことがわかり，さらに，LDL-C は血管内に蓄積して不安定化をもたらすことが明らかになった．その高い LDL-C 値をスタチンによって下げることが可能となり，スタチンによる LDL-C 値低下が心血管イベント減少をもたら

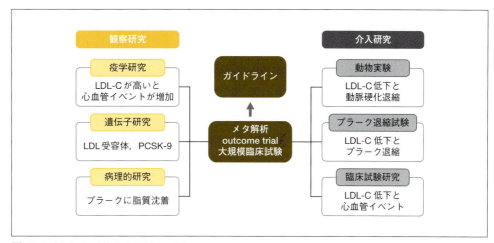

図12-1　LDL-Cエビデンス確立への道

すかを評価する大規模臨床試験が実施され，それがメタ解析として総括され，冠動脈硬化の進展予防は血管内超音波検査を用いた臨床試験でつぎつぎに立証されていった．

◆ スタチンによる冠動脈疾患の一次予防効果を検証した大規模臨床試験として，わが国で行われた MEGA Study[5]が代表的である．虚血性心疾患や脳梗塞既往のない脂質異常症の患者7,832人を対象に，プラバスタチン＋食事療法群と食事療法単独群で，心血管イベントの発生を比較した．5.3年の平均追跡期間でプラバスタチン群は食事療法単独群と比較し，LDL-C 値を18％低下させ，主要エンドポイントである心血管イベントの発症も33％低下させた．

◆ 1994年に発表された4S 試験[6]はスタチンの二次予防効果を実証した最初の大規模臨床試験である．冠動脈疾患既往がある脂質異常症の患者4,444人を対象に，シンバスタチン群とプラセボ群に無作為化し，イベントの発生を比較した．5.4年の平均追跡期間で，シンバスタチン群は総死亡を30％，冠動脈疾患による死亡を42％有意に減少させた．その後も前向き臨床試験（図12-2）はつぎつぎに報告され，使用薬がストロングスタチンとなりLDL-C も低下させるほどイベントは減少している．

◆ ここで注目すべきは，LDL-C 低下は血管系イベントの減少において優れた効果を発揮している点である．心筋梗塞や脳梗塞の減少はつねに認められる．しかし，死亡に関しては，その後のすべての LDL-C 低下試験に共通していることだが，全死亡も心血管死も有意に低下できていないことも留意すべき点である．これらの前向き臨床試験はメタ解析として報告されており，その代表的解析が CTT（Cholesterol Treatment Trialists'）collaboration である．CTT のメタ解析[7]では，二次予防患者を対象にした層別解析でも，スタチンの使用は LDL-C を1 mmol/L（38.7 mg/dL）低下させるごとに5年間で主要心血管イベントの発生を1,000人あたり48人減少させたほか，2010年のメタ解析[8]では，ベースラインのLDL-C 値にかかわらず，スタチンはイベント発生率を同等に低下させた．

◆ また，2015年に発表された IMPROVE-IT 試験[9]は LDL-C 値の達成目標値を定めてスタ

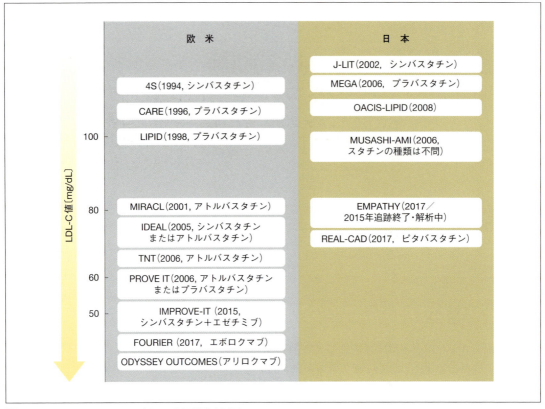

図12-2 欧米と日本のLDL-C低下の大規模臨床試験

チンの用量調整を行った臨床試験である．18,144人のACS患者を対象に，シンバスタチン40 mg群と，シンバスタチン40 mgに加えて小腸コレステロールトランスポーター阻害薬であるエゼチミブ10 mgを併用する群に無作為化し，LDL-C 70 mg/dL vs. 55 mg/dLに向けてスタチンの用量調整を行った．一次エンドポイントを心血管死，非致死性心筋梗塞，再入院を要する不安定狭心症，再血行再建，非致死性脳梗塞の発症とし，7年間の観察の結果，心血管イベントはエゼチミブ併用群で有意に低率（32.7 % vs. 34.7 %，$P = 0.016$）となり，LDL-C 55 mg/dL までの心血管イベント減少効果が実証され，LDL-C は the lower, the better という概念が再度注目されている．

◆ また，わが国初の大規模臨床試験となる REAL-CAD 試験が終了した．冠動脈疾患患者に対するピタバスタチンの投与量1 mg vs. 4 mgで効果を評価する前向き臨床試験で，日本人での二次予防として LDL-C を 100 mg/dL より低下させるとイベントが低下するかを検証するものである．欧米で実施された TNT 試験と類似の仮説にもとづくものであり，本試験の結果は，日本の二次予防の LDL-C 達成目標値を左右することになる．

## C 同種同効薬の使い分け

### 1）一次予防

◆ 一次予防患者に対しては，リスク管理区分に応じ，LDL-C 達成目標値に向けて，まずは

生活習慣の改善から取り組むことを推奨している．ただ，イベント発生率が高い家族性高コレステロール血症（FH）患者では，早期からストロングスタチンを使用すべきである．さらに，一次予防ハイリスク群と位置づけられる，糖尿病，慢性腎臓病，閉塞性動脈硬化症，非心原性脳梗塞患者でも，エビデンスの多いストロングスタチンを使用することが多い．

◆ レギュラースタチンを使用することは現在まれで，ストロングスタチンが筋肉痛などで使用できない場合などに限定されている．高齢女性などでも使用されることがあるが，現在のスタチンのエビデンスは80歳以下が対象となっており，使用するかどうかも議論の余地がある．

### 2）二次予防

◆ 二次予防患者に対しては，LDL-C 値を積極的に低下させる必要があり，初期からストロングスタチンを使用すべきである．ただし，ストロングスタチンの使い分けは現時点で明確なものはない．

## D 今後の課題

◆ スタチンが動脈硬化性疾患の抑制と心血管イベントの低下に寄与してきたことは周知の事実であるが，スタチンのみでは心血管イベントはゼロにはならず，残余リスクが存在することを，われわれは認識すべきである．PCSK-9阻害薬によりLDL-Cを胎児レベルまで低下させることや，IL-1β阻害薬により炎症を抑制することで，心血管イベントを低下できるなどの注目すべき臨床試験が報告されてきた．今後も，新たなイベントの予測因子となるバイオマーカーの発見や，それを抑える薬剤の開発などが課題となる．

### こう考える！わたしの秘訣

- 心血管イベント予防のため，患者教育を行う
- リスクに応じて，患者ごとに目標 LDL-C 値を設定する
- 十分量のストロングスタチンを処方する

（船水岳大　宮内克己）

### 文献

1) Schwartz GG, et al.（MIRACL Study Investigators）: JAMA, 285: 1711-1718, 2001.
2) Cannon CP, et al.（Pravastatin or Atorvastatin Evaluation and Infection Therapy-Thrombolysis in Myocardial Infarction 22 Investigators）: N Engl J Med, 350: 1495-1504, 2004.
3) Okazaki S, et al.: Circulation, 110: 1061-1068, 2004.
4) Hiro T, et al.（JAPAN-ACS Investigators）: J Am Coll Cardiol, 54: 293-302, 2009.
5) Nakamura H, et al.（MEGA Study Group）: Lancet, 368: 1155-1163, 2006.
6) Scandinavian Simvastatin Survival Study Group: Lancet, 344: 1383-1389, 1994.
7) Baigent C, et al.（CTT Collaborators）: Lancet, 366: 1267-1278, 2005.
8) Baigent C, et al.（CTT Collaboration）: Lancet, 376: 1670-1681, 2010.
9) Cannon CP, et al.（IMPROVE-IT Investigators）: N Engl J Med, 372: 2387-2397, 2015.

# 13 フィブラート：安全に使うために，何に気をつけたらよいか？

## A 症例提示

**患者** 42歳，男性

**現病歴** これまでに健診で，脂質異常症の指摘を受けたことがあったが，放置していた．本年は受診催促の通知を受け，当院を受診した．

**所見** 身長 166 cm，体重 84.8 kg，BMI 30.8 kg/m$^2$ と肥満を認める．血圧 137/86 mmHg.

**生活歴** 飲酒：缶ビール 350 mL を1本×週3回，喫煙：なし．

**家族歴** 父：高血圧

**血液検査所見** TC 191 mg/dL, TG 545 mg/dL, LDL-C 100 mg/dL, HDL-C 25 mg/dL

## ☑ 経過と処方

◆ まずは栄養指導を行い，1日30分の有酸素運動を週3回以上行うよう，生活習慣の改善を勧めた．3カ月が経過した時点で，中性脂肪（TG）215 mg/dL と低下傾向であり，経口薬による治療は行わず，経過観察とした．

◆ その後，仕事が多忙になったことを機に，食生活が乱れ，運動する時間を確保することが難しくなった．TG 482 mg/dL まで悪化し，ベザフィブラート 200 mg，1回1錠を1日2回，朝・夕食後の服用を開始した．明らかな副作用の出現はなく，2カ月後には TG 264 mg/dL まで低下した．

## ☑ 治療方針

◆ 本症例の脂質異常症について，総コレステロール（TC）の上昇は認めず，TG の上昇を認め，世界保健機関（WHO）による分類ではⅣ型に分類される．高中性脂肪血症（高 TG 血症）に低 HDL コレステロール血症（低 HDL-C 血症）を伴っており，メタボリックシンドロームが背景にあると考えられる．よって，まずは食事療法・運動療法を適切に行い，過食や運動不足を是正する必要がある．糖質の過剰摂取やアルコール多飲がないかどうかも確認する．また，TG が 1,000 mg/dL を超える際には，急性膵炎を発症する可能性があり，注意が必要である．

◆ 生活習慣の改善によっても効果が乏しい場合，薬物治療を考慮する．本症例のように，脂質異常症のⅣ型に対しては，フィブラート系薬剤が第一選択である．現在，わが国で用いられているフィブラート系薬剤は，ベザフィブラート，フェノフィブラートの2つが主流である．一般的処方として，ベザフィブラート 200 mg，1回1錠を1日2回，朝夕食後，もしくは，フェノフィブラート 80 mg，1回1錠を1日1回，朝食後とする．軽症例ではこ

れより減量して用いる場合もある．

◆ 投与に際し，重大な副作用として，横紋筋融解症があげられる．頻度はまれであるが，腎機能障害を有する場合や高齢者では，とくに注意が必要である．

## ☑ 脂質異常症とフィブラート系薬剤

◆ わが国の死亡原因の上位に，虚血性心疾患，脳梗塞などの動脈硬化性疾患があげられており，その発症予防は重要な課題である．脂質異常症は主要なリスク因子であり，LDL コレステロール(LDL-C)や TG の管理は心血管イベントの予防において重要である．近年，ストロングスタチンやエゼチミブ，抗プロ蛋白転換酵素サブチリシン／ケキシン 9 型抗体(PCSK-9 抗体)の登場により，高 LDL-C 血症に対する治療は進歩を続けている．一方で，高 LDL-C 血症の加療後も残存する心血管リスクである「残余リスク」の主要な要因とされる高 TG 血症は，食事療法，運動療法により著明に改善する一方，コンプライアンスが悪い場合は治療に難渋することが多い．

◆ 本章では，高 TG 血症に対するフィブラート系薬剤の用いかたを提示し，適応，薬物相互作用などの注意点をまとめる．また，大規模臨床試験の結果から，フィブラート系薬物の心血管イベントに対する効果を検証する．加えて，新規薬剤である，選択的 PPARα モジュレーター(SPPARMα)について，その特徴を概説する．

# B フィブラート系薬剤の使いかた

## ☑ 薬理作用

◆ PPAR (peroxisome proliferator-activated receptor)とはペルオキシソーム増殖因子活性化受容体のことであり，脂肪細胞の分化調節のマスター転写因子である．核内レセプタースーパーファミリーに属し，1990 年に Issemann らによって PPARα が最初に発見された[1]．その後，1997 年に Forman らによって脂質異常症治療薬であるフィブラート系薬剤が PPARα のアゴニストであることが報告された[2]．

◆ PPARα はおもに，肝，腎，筋肉に発現し，脂肪酸の β 酸化やエネルギー代謝の制御に関与している．遊離脂肪酸などを生理的なリガンドとして活性化し，HDL-C の上昇，血中 TG の低下をもたらす．VLDL の異化亢進により，レムナントも低下させる．そのほか，PPARα は，血管平滑筋細胞，血管内皮細胞，マクロファージにおいても強く発現しており，抗炎症作用を有することや，マクロファージの泡沫細胞への分化を抑制し，炎症性サイトカインを抑制することが知られている[3]（図 13-1）．また，脂肪細胞においては，PPARα を介する直接的な作用で，転写レベルでアディポネクチンを上昇させることも報告されている．これらの作用から，フィブラート系薬剤は，脂質改善に加えて，直接血管に作用し，動脈硬化進展を抑制することが示唆されている．

## ☑ 適応，患者選択

◆ フィブラートの適応は高 TG 血症(家族性を含む)である．原発性高 TG 血症には，Ⅲ 型脂質異常症，家族性複合型脂質異常症，家族性Ⅳ型脂質異常症，リポ蛋白リパーゼ(LPL)

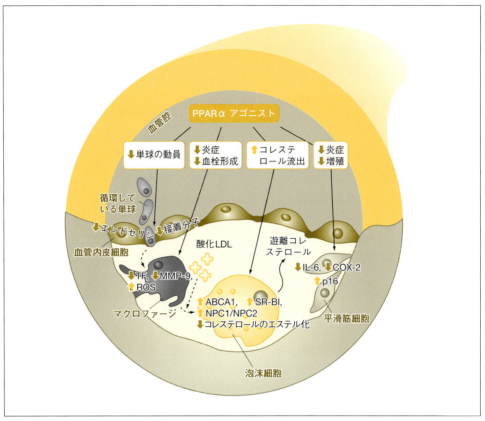

図13-1 血管におけるPPARαアゴニストの作用

[Lefebvre P, et al.: J Clin Invest, 116: 571-580, 2006を一部改変]

欠損症などがある．また，日常診療でよくみられる続発性高TG血症としては，本症例のように，糖尿病，肥満を背景としたものが一般的である．

## ✅ 注意点

◆ ベザフィブラート，フェノフィブラートの両薬剤は，妊婦，授乳婦に対しては安全性が確立されておらず，禁忌である．また，ともに腎排泄の薬剤であるため，ベザフィブラートは血清クレアチニン（Cr）値が2.0 mg/dL以上，フェノフィブラートは2.5 mg/dL以上の患者では禁忌である．とくに，スタチン系薬剤とフィブラート系薬剤を併用する際，腎機能障害を有する場合は横紋筋融解症を引き起こす可能性があり，禁忌である．また，フェノフィブラートは肝機能障害をやや起こしやすく，胆石形成が報告されているため，胆囊疾患のある患者には注意する．これらの副作用の出現を見逃さないためにも，ベザフィブラート，フェノフィブラートの投与を開始した場合には，最初の3カ月は毎月，肝機能，クレアチニン，クレアチンキナーゼ（CK）などを採血で確認するとよい．

◆ また，心血管疾患の二次予防においては，通常よりも厳格な脂質コントロールが必要とされる一方で，患者が他の循環器系薬剤を服用していることが多いため，相互作用には注意を要する．ベザフィブラート，フェノフィブラートはともに，ワルファリンの作用を増強させることから，併用注意となっている．

## ☑ フィブラート系薬剤に関する大規模臨床試験

### 1）VA-HIT（Veterans Affairs High-Density Lipoprotein Cholesterol Intervention Trial）試験

◆ 低 HDL-C 血症患者約2,500人を対象としたゲムフィブロジルの二次予防試験である[4]．HDL-C の6％の上昇，TG の31％の低下を認めたが，LDL-C の有意な変化は認められなかった．このような脂質の変化を背景に，ゲムフィブロジル群はプラセボに比較して，22％の心血管イベント抑制効果を示した．

### 2）FIELD（Fenofibrate Intervention and Event Lowering in Diabetes）試験

◆ 約9,800人の2型糖尿病患者を対象とし，微粉化フェノフィブラート長期投与による心血管イベントの抑制効果を検証した[5]．5年間の投与期間を経て，主要エンドポイントである冠動脈イベント（非致死性心筋梗塞＋冠動脈心疾患死）は11％抑制される傾向にあったものの，有意差は認められなかった．しかし，対象患者の約8割を占める心血管疾患の既往がない患者については，冠動脈イベント，全心血管イベントともに有意に抑制されており，2型糖尿病患者における微粉化フェノフィブラートの一次予防効果が明らかとなった．加えて，糖尿病性腎症や網膜症などの細小血管障害のリスクが低下したことや，下肢動脈硬化による切断の予防効果も明らかとなった．

◆ また，同試験では，フェノフィブラートが LDL 粒子のサイズを大きくすることも確認された．small dense LDL やレムナントの増加などのリポ蛋白異常や食後脂質異常症は，動脈硬化を促進させることがわかっており，そのような観点からも，フィブラート系薬剤が動脈硬化の進展抑制に果たす役割が期待される．

### 3）ACCORD Lipid（Action to Control Cardiovascular Risk in Diabetes Lipid）試験

◆ ACCORD 研究のなかで，フィブラートとスタチンの併用の有効性を検証したのが，ACCORD Lipid というサブ解析である[6]．約5,500人の2型糖尿病患者を対象とし，HbA1c≧7.5％で冠動脈疾患を合併する，あるいは無症候性の冠動脈疾患を有する，あるいはそのほかに2つ以上のリスク因子を合併している者を対象とした．全例にシンバスタチンが投与されており，フィブラート投与群とプラセボ群に分けられた．

◆ 平均4.7年の観察期間で，フィブラート投与群はプラセボ群に比して，一次エンドポイント（非致死性心筋梗塞，非致死性脳卒中，心血管死）の発症について，有意差を認めなかっ

---

**COLUMN**

#### フィブラートとスタチンの併用

フィブラート系薬剤とスタチンの併用は，腎機能障害を有する場合は横紋筋融解症を引き起こす可能性があり，禁忌である．よって，腎機能に問題がなければ併用は可能であるが，実臨床において併用する機会はあまり多くない．スタチンをすでに服用しており，さらに中性脂肪（TG）を低下させたい場合には，まずはエゼチミブや EPA 製剤を併用するほうが一般的である．ただし，ペマフィブラートの登場によって，今後はフィブラートとスタチンを併用する機会が増えるかもしれない．

た．しかし，背景因子として，低 HDL-C 血症（HDL-C 34 mg/dL 以下），高 TG 血症（TG 204 mg/dL 以上）の患者においては，その発症を有意に抑制した．ただし，これはあくまでもサブ解析のデータであり，フィブラートとスタチンの併用を積極的に支持する根拠とはならず，今後さらなる検証が必要である．

#### 4）フィブラートのメタ解析

- フィブラート系薬剤を用いた18の臨床試験のメタ解析の結果[7]，主要心血管イベント，冠動脈イベント，非致死性冠動脈イベント，冠動脈血行再建術を有意に低下させた．また，アルブミン尿の進行，網膜症も有意に減少した．

## C 同種薬剤の使い分け

- ベザフィブラート，フェノフィブラートは，服薬回数の違いはあるが，PPARαに作用するという薬理作用は共通しており，副作用も類似している．積極的に使い分けを行う基準はないが，ベザフィブラートは血糖降下作用が強く，フェノフィブラートは血清尿酸値を低下させるという特徴がある．また，ベザフィブラートは徐放剤のため，粉砕や半錠の調整はできないが，フェノフィブラートは遮光すれば粉砕可である．

## D 選択的PPARαモジュレーター（SPPARMα）の登場

- SPPARMαとは，より組織特異的に作用することにより，副作用を減らすことを目指したPPARαアゴニストである．既存のフィブラート系薬物でみられる肝機能障害，Cr 値の上昇などの副作用を減らし，TG 低下，HDL-C の上昇などの薬効増強を目標とする．ここでは，そのなかでも，わが国で2017年に製造・販売が承認されたペマフィブラートについて概説する．

- ペマフィブラートはきわめて強い PPARαアゴニスト活性をもつ．第Ⅱ相臨床試験では，ペマフィブラート 0.1 mg/日（0.05 mg × 1日2回，朝夕）の投与は，フェノフィブラート 100 mg/日に比して，より高い脂質改善効果（TG，non-HDL-C，VLDL の低下，HDL-C の上昇）を示した[8]（図13-2）．有害事象の発生はプラセボと同様で，血清 Cr 値の有意な上昇は認めなかった．また特筆すべきこととして，ペマフィブラート群では，肝機能の改善が認められており，非アルコール性脂肪肝炎および非アルコール性脂肪性肝疾患（NASH/NAFLD）に対する有効性も期待される．ほかにも，フィブラートは，内分泌作用を示す線維芽細胞増殖因子のうち，FGF21を上昇させる作用を有するが，フェノフィブラートに比して，ペマフィブラート群で上昇の程度が大きかった．今回は体重や糖代謝での有意な変化までは観察されなかったが，FGF21は糖脂質代謝異常や肥満症とかかわりがあるとされ，その効果も注目に値する．

- ペマフィブラートの特徴として，腎臓で代謝を受けないことから，腎機能低下症例でも使用できる可能性がある．スタチンとの併用試験についても，治験の段階では，臨床上で問題となる薬剤血中濃度の変化はなく，単独投与と同様に有効性や安全性が確認された．

- 現在，第Ⅲ相臨床試験である PROMINENT 試験（Pemafibrate to Reduce cardiovascular

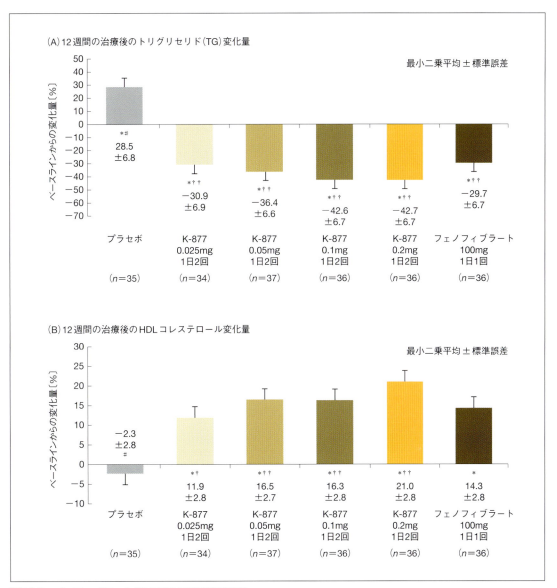

図13-2 ペマフィブラート(K-877)の脂質改善効果
エラーバーは標準偏差を表す．*P＜0.001 vs. ベースライン，†P＜0.01，および††P＜0.001 vs. プラセボ(ダネットの検定による)，#P＜0.001 vs. フェノフィブラート群．

［Ishibashi S, et al. (K-877-04 Study Group): Atherosclerosis, 249: 36-43, 2016を一部改変］

OutcoMes by reducing triglycerides IN diabetic patiENTs)が世界20カ国以上の参加により進行中であるが，本試験では，高TG血症，低HDL-C血症を有する2型糖尿病患者を対象として，スタチンによる単独治療と，ペマフィブラートを併用した場合の，心血管疾患の発症，再発に対する効果について検証している．これまでに，心血管疾患に対するスタチンとフィブラート併用療法の有効性が明確に示されたものはなく，本試験の結果はたいへん興味深い．

## こう考える！わたしの秘訣

- 高中性脂肪血症（高 TG 血症）に対して，まずは食事療法・運動療法を行う．
- 日常診療でよくみられるのは続発性脂質異常症のⅣ型であり，フィブラート系薬剤が第一選択となる．
- 処方の際は，腎機能をかならずチェックする．
- 患者に横紋筋融解症の副作用を説明し，筋肉痛や尿の色調変化があった場合には，服用を中止し，受診するよう伝える．

（林　愛子　横手幸太郎）

### 文献

1) Issemann I and Green S: Nature, 347: 645-650, 1990.
2) Forman BM, et al.: Proc Natl Acad Sci USA, 94: 4312-4317, 1997.
3) Lefebvre P, et al.: J Clin Invest, 116: 571-580, 2006.
4) Rubins HB, et al.: N Engl J Med, 341: 410-418, 1999.
5) Keech A, et al.（FIELD study investigators）: Lancet, 366: 1849-1861, 2005.
6) Ginsberg HN, et al.（ACCORD Study Group）: N Engl J Med, 362: 1563-1574, 2010.
7) Jun M et al.: Lancet, 375: 1875-1884, 2010.
8) Ishibashi S, et al.（K-877-04 Study Group）: Atherosclerosis, 249: 36-43, 2016.

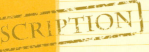

# 14 虚血性心疾患への とりあえず硝酸薬は正解か？

## A 症例提示

**患者** 50歳代，男性
**診断名** 狭心症
**主訴** 歩行時の胸痛
**現病歴** 当科受診の9カ月前より，朝の出勤時に，駅までの歩行中に胸痛を自覚するようになった．日中や夜，帰宅時には自覚症状はない．胸痛の精査を希望し，当科受診した．
**所見** 身長 181 cm，体重 85 kg，血圧 119/62 mmHg，脈拍 72/分，$O_2$ sat 98％．胸部聴診では心雑音，過剰心音を聴取しない．肺雑音を聴取しない．下腿の浮腫を認めない．
**既往歴** 脂質異常症
**生活歴** 喫煙歴：20歳から現在まで15本/日，飲酒歴：なし．
**家族歴** 特記すべき事項なし
**検査所見**
心電図 ：正常範囲内
胸部X線 ：心胸比 45.1％，肺うっ血なし．
血液検査 ：**WBC** 6,800/μL，**Hb** 15.2 g/dL，**Plt** $12.6 \times 10^4$/μL，**BUN** 16.6 mg/dL，**Cr** 1.01 mg/dL，**UA** 6.41 mg/dL，**CPK** 89 IU/L，**TG** 198 mg/dL，**HDL-C** 41 mg/dL，**LDL-C** 153 mg/dL，**Glu** 129 mg/dL，**HbA1c** (NGSP) 5.4％

## ☑ 経過

◆ 朝のみに労作性胸痛が出現する自覚症状から，動脈硬化性病変＋冠攣縮が疑われた．よって，いずれにも有効である一硝酸イソソルビド 20 mg・朝1回を処方した．

◆ 狭心症の重症度を評価するために CT 冠動脈造影を行った．その結果，CT 冠動脈造影（図14-1）において左前下行枝近位部に狭窄病変を認めた．積極的な脂質異常症治療の適応と判断し，ロスバスタチンを開始した．

◆ CT 画像において左前下行枝近位部に狭窄を認めたため，器質的狭窄病変が機能的有意狭窄かどうかを判定し，場合によっては冠攣縮誘発試験をあわせて行うことを目的に，侵襲的冠動脈造影を行った．硝酸イソソルビド投与前の冠動脈造影において，冠動脈は全体に狭小化していた．左前下行枝近位部 #6 に 75％狭窄を認めたため，硝酸イソソルビド 5 mg を冠動脈内投与したのち再び冠動脈造影を行った．その結果，投与前同様の狭窄病変を認めた（図14-2）．引き続き施行した pressure wire による FFR（fractional flow reserve）は 0.78 であった（図14-3）．したがって，左前下行枝近位部の病変は機能的有意狭窄と診断された．

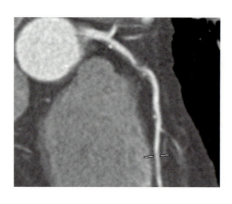

**図14-1 CT冠動脈造影**
左前下行枝近位部にプラークと狭窄病変を認める.

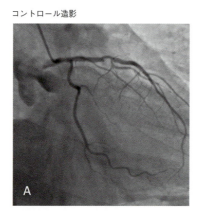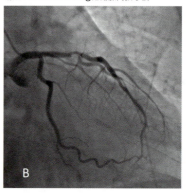

**図14-2 初回冠動脈造影(右前斜位尾側像)**
硝酸イソソルビド投与前,冠動脈は全体的に狭小化している.硝酸薬投与後に冠動脈内腔の拡大を認める.いずれの造影でも,左前下行枝近位部に狭窄病変を認める.

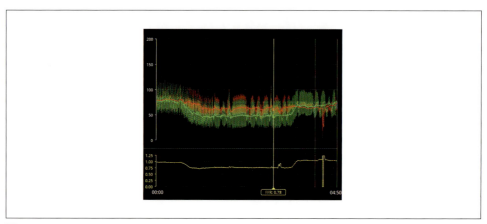

**図14-3 初回冠動脈造影時のFFR**
アデノシン投与によりFFR(fractional flow reserve)は0.78まで低下している.引き抜き圧曲線では,狭窄部においてFFRは上昇している.左前下行枝近位部の狭窄は機能的有意狭窄と診断される.

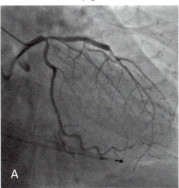
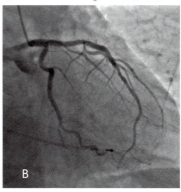

**図14-4** 冠動脈形成術10カ月後の再冠動脈造影（右前斜位尾側像）
アセチルコリン投与後に左冠動脈は狭小化し，ST上昇を生じた．冠攣縮誘発試験陽性と診断された．硝酸薬投与後には，冠動脈は拡張している．左前下行枝近位部のステント留置部位には再狭窄はみられない．

- 冠動脈形成術のため，アスピリン，クロピドグレルの経口投与を開始した．1カ月後に同部位に対してシロリムス溶出型ステントを留置した．術中は，バルーンやステントの機械的刺激により冠攣縮が難治化することが経験されることから，周術期の冠攣縮を予防するためにジルチアゼムを追加した．また，術中に硝酸イソソルビド5mg冠動脈内投与を行った．

- 冠動脈形成術後には胸部症状は消失した．ときおり起立性低血圧を自覚するため，術後1カ月には一硝酸イソソルビドの服用は中止し，ジルチアゼムのみで経過観察することとした．投薬減量後も自覚症状は消失していた．

- ステント留置より約1年後に行った再造影において，再狭窄のないことを確認した．アセチルコリンを用いた冠攣縮誘発試験は陽性であった（図14-4）．クロピドグレルは終了し，ジルチアゼムは継続とした．それ以降も狭心症の再発はない．

## ☑ 最終処方
- アスピリン 100 mg・分1
- ジルチアゼム徐放剤 100 mg，就眠前
- ロスバスタチン 10 mg・分2

## ☑ 治療方針
### 1）硝酸薬の処方
- 自覚症状の出現パターンにあわせたことと，硝酸薬の耐性を回避するため，服薬は朝のみとした．服薬により，自覚症状は改善した．

- 硝酸薬は，若年者を中心として約10％に頭痛を生じる．これは比較的頻度の高い副作用であることから，投与時に患者にあらかじめ伝えておくことで信頼関係を築くことができ

る．硝酸薬に対する耐性が生じることで，頭痛は改善するかもしれないが，同時に抗狭心症作用も減弱すると考えたほうがよい．

### 2) 狭窄病変の評価
◆ 冠動脈造影時に動脈硬化性狭窄病変を正確に評価するためには，硝酸薬の冠動脈内投与後に撮影する．投与量は検査あるいは治療時の血圧にもとづいて決定する．低血圧は硝酸薬の副作用のひとつである．

### 3) 処方変更
◆ 冠攣縮性狭心症に動脈硬化性病変が合併した場合，狭窄病変に対する冠動脈形成術により自覚症状のコントロールが容易になる．冠動脈形成術後には冠拡張薬は自覚症状が生じない範囲で積極的に減量する．冠攣縮性狭心症に対してはジルチアゼムが第一選択薬であることから，硝酸薬を先に中止した．

## B 硝酸薬の使いかた

◆ ニコランジルは硝酸基とATP感受性カリウムチャネル開口作用を有する抗狭心症薬である．本章では，ニコランジルも硝酸薬のひとつとして論じる．

### 1) 種類と剤形
◆ 硝酸薬には，ニトログリセリン，二硝酸イソソルビド，一硝酸イソソルビドがある．ニトログリセリンは半減期が短く，硝酸イソソルビドは長い．このため，ニトログリセリンの剤形は舌下錠と貼付剤のみである．硝酸イソソルビドには経口薬も存在する．いずれも静注薬を有する．貼付剤あるいは経口剤のどちらを用いるかは，患者の嗜好による．貼付剤は薬効が一定となり，使用実感がある一方で，皮膚合併症に注意が必要である．

### 2) 適する症例
◆ 硝酸薬は労作性狭心症，冠攣縮性狭心症のいずれにも有効である．また，安全性の高い薬剤である．したがって，狭心症が疑われる症例に対して投与しやすい抗狭心症薬である．前述の頭痛と低血圧が最も多い副作用である．ただし，ニコランジルは血圧低下作用が軽度であり，血圧低値の症例に対して使用しやすい．

### 硝酸薬の使いどころ

硝酸薬は自覚症状改善薬と心得る．診断確定までの症状のコントロールや，診断的治療，また侵襲的治療による症状改善までが最も重宝される期間である．以前より硝酸薬を投与されている患者を診察する場合には，硝酸薬が開始された根拠を確認する．明確な根拠のない場合には，いったん投与中止を検討する．多くの薬剤が予後改善効果を競い合う虚血性心疾患の治療薬にあって，いつでも"先発投手"にはなるが，途中で"マウンドを降りる"ことが多い薬剤である．

### 3）処方期間

- IONA試験[1]においてニコランジル投与により予後改善作用が得られた．しかし，これは一酸化窒素(NO)による効果というよりも，ATP感受性カリウムチャネル開口作用によるものが主体と考えられている．硝酸薬による長期予後を評価した研究は数少ない．狭心痛が改善している場合には，つねに減量，中止を念頭に置いて外来診療にあたる姿勢が重要である．

## C 同種同効薬の使い分け

- ほかの抗狭心症薬には，β遮断薬，カルシウム拮抗薬(Ca拮抗薬)がある．狭心症の原因には，動脈硬化型と冠攣縮型がある．動脈硬化型は心筋での酸素需要増加により，冠攣縮型は心筋への血流減少により狭心痛を生じる(図14-5)．

- β遮断薬は，心筋酸素需要を減少させることにより，抗狭心症効果をもたらす．労作性狭心症に対しては，自覚症状と長期予後の改善効果が確立されている．動脈硬化性冠動脈狭窄病変であると確定された時点で，自覚症状のコントロールの第一選択薬はβ遮断薬とする．冠攣縮性狭心症の予後を悪化させるため，冠攣縮が合併している場合には，β遮断薬を中止する．

- Ca拮抗薬は，冠拡張作用により抗狭心症効果を生じる．動脈硬化性冠動脈病変と冠攣縮いずれにも有効である．しかし，薬剤ごとにその効果は異なる．ジルチアゼムを除くと労作性狭心症に対する効果は限定的である．一方で，冠攣縮に対しCa拮抗薬は一定の効果をもつ．なかでもニフェジピン，ベニジピン，ジルチアゼムは強力な抗攣縮作用を有する．冠攣縮性狭心症では第一選択薬である．

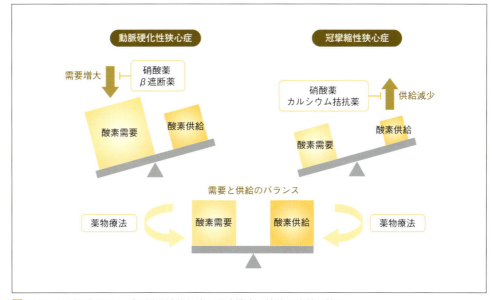

図14-5 動脈硬化性および冠攣縮性狭心症の発症機序と抗狭心症薬の効果

III. 虚血性心疾患に対する薬物治療

♦ 硝酸薬は，心筋酸素需要の減少と冠拡張効果の両者により抗狭心症効果をもたらす．冠攣縮を合併する動脈硬化性狭心症の治療薬として有用である．ただし，動脈硬化性狭心症に対しては，単独投与では十分な抗狭心症効果が得られないことがある．また，β遮断薬との併用は相乗効果が得られる．純粋な冠攣縮性狭心症には，Ca拮抗薬のみでは自覚症状のコントロールが不十分な場合において，自覚症状が頻回な時間帯に追加投与される．

> **こう考える！ わたしの秘訣**
>
> ・硝酸薬は，自覚症状を生じる時間帯に応じて，投与するタイミングを指定する．労作性狭心症では，起床時から朝食後，昼食後に投与する．冠攣縮性狭心症では，夕食後から就眠前に投与する．
> ・自覚症状が改善したからといって，虚血性心疾患の評価が不要になるわけではない．まず，非侵襲的検査による虚血性心疾患の診断と予後予測を含めた評価を行い，硝酸薬投与の継続を含めた治療方針を決定する．

（七里　守）

## 文献

1) IONA Study Group: Lancet, 359: 1269-1275, 2002.

# IV

# 不整脈に対する薬物治療

# 15 不整脈薬物治療における I群抗不整脈薬の役割は何か？

## A 症例提示

**患者** 52歳，女性
**診断名** 発作性心房細動
**主訴** 動悸
**現病歴** 約半年前から夜に出現する突然の動悸発作（心臓が揺れるように打つといった表現）を主訴に当院を受診した．当院初診時，洞調律（図15-1）．発作の頻度は週4〜5回，1回の持続時間は10分から1時間程度．発作が起こると息苦しさや咳も伴い，不快感が強い．父親の介護もあり，週1〜2回は実家に帰っている．動悸発作の原因が不明なため，イベントホルター心電計で発作時の心電図を確認したところ，心房細動であった（図15-2）．
**所見** 身長 158 cm，体重 48 kg，血圧 120/70 mmHg
**既往歴** 片頭痛：カルバマゼピン 100 mg，エレトリプタン 20 mg（頓用）
**生活歴** 飲酒なし，喫煙なし
**家族歴** 父：肺がん，母：高血圧
**検査所見**
血液検査 ：**WBC** 4,160/mm$^3$, **Hb** 13.7 g/dL, **Plt** 23.8 × 10$^4$/mm$^3$, **TC** 6.7 g/dL, **Alb** 4.4 g/dL, **AST** 18 IU/L,

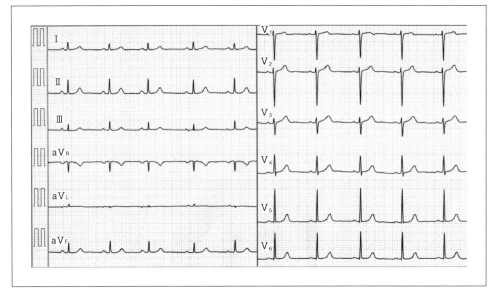

図15-1 初診時の12誘導心電図

ALT 22 IU/L, γ-GTP 37 IU/L, BUN 16.9 mg/dL, Cr 0.7 mg/dL, UA 5.8 mg/dL, Na 143 mEq/L, K 4.4 mEq/L, 血糖値 94 mg/dL, HbA1c 5.0%
甲状腺機能：TSH 1.6 μIU/mL, FT$_3$ 3.5 pg/mL, FT$_4$ 1.5 ng/dL
心エコー ：左室拡張末期径 43 mm, 左室収縮末期径 30 mm, 左室肥大なし, 左室駆出率 60%, 左房径 27 mm, 僧房弁逆流 軽度, E/e' 5.1, そのほか器質的問題なし.
運動負荷心筋シンチグラフィー：心筋虚血なし, 壁運動異常なし.

## ✅ 経過

♦ 1回の心房細動発作の持続時間は比較的短く，むしろ，続けて何度か繰り返すような状況であるため，治療においては発作時の心拍数コントロールより発作の抑制を主眼にした．本症例には器質的心疾患はなく，甲状腺機能も正常であったことから，Ⅰ群抗不整脈薬(Na チャネル遮断薬)による予防を行うことにした．Na チャネルとの結合・解離が遅い Ic 群抗不整脈薬のなかで，純粋な Na チャネル遮断薬であるピルシカイニド を75 mg・分3で開始した．

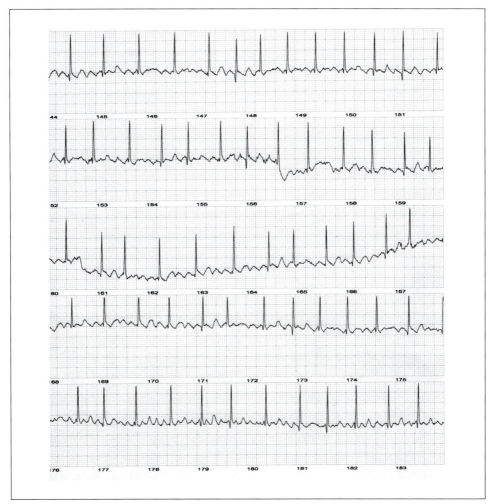

図15-2 動悸時のイベントホルター心電図

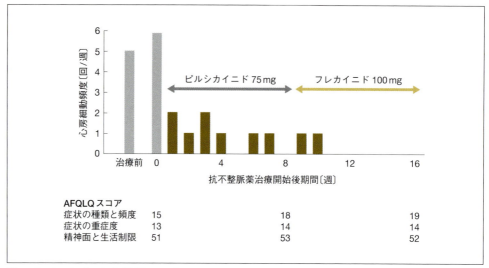

**図15-3** 心房細動の頻度(携帯心電計)とQOL評価
AFQLQは日本心電学会(現在は日本不整脈心電学会)が開発した心房細動特異的QOL評価法である(スコアが高いほどQOLがよい)．

- ピルシカイニド開始後，発作頻度は減り，症状も軽くなったが，1日3回服用だと昼分の服用を忘れることがあるとの訴えがあった．このため，同じIc群でKチャネル遮断作用も有し，1日2回服用のフレカイニドに変更した．フレカイニド100mg・分2で開始したところ，発作はほとんど抑制され，本人の自覚症状は悪化しなかった(図15-3)．自覚症状の悪化と服薬忘れがないことから，本人の希望によるフレカイニドを継続することにした．

## ☑ 処方
- タンボコール®(フレカイニド)100 mg/日・分2

## ☑ 本症例の治療方針

### 1) なぜⅠ群抗不整脈薬を選択したのか？
- 器質的心疾患を伴わない発作性心房細動に対しての抗不整脈薬治療の目的は，突然死の危険性がないことから，「症状および生活の質(QOL)の改善」である．心房細動の停止・予防としてNaチャネル遮断薬，とくに，Naチャネルとの結合・解離が遅い薬ほど強力であるため，Ic群抗不整脈薬を選択した．

- ピルシカイニドは純粋なNaチャネル遮断薬で，薬物動態もシンプルである．経口薬は消化管吸収が良好で，最高血中濃度への到達時間は1～2時間，用量依存性に血中濃度は高くなり，消失半減期が4～5時間と短い．このため，効果発現が早く，on-offも容易であることから，初めて抗不整脈薬を使用する際に，様子をみる(反応をみる)には適しているかもしれない．ただ，作用時間が短いため1日3回の服用が必要であることから，終日効果を維持するには限界もある．

- フレカイニドは，ピルシカイニドと同じIc群に分類されるNaチャネル遮断薬で，Kチャ

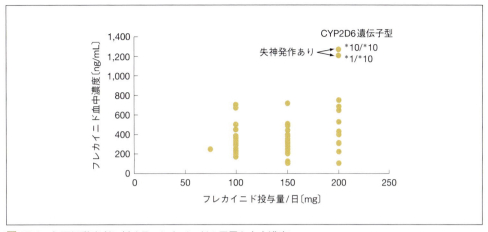

図15-4　心房細動患者に対するフレカイニドの用量と血中濃度

[長沼美代子, 志賀　剛：フレカイニドによる催不整脈作用―心房細動を伴った閉塞性肥大型心筋症に対する1経験例―.
診断と治療, 93: 1307-1310, 診断と治療社, 2005を一部改変]

ネル遮断作用も有し，心房不応期の延長作用が大きい．消失半減期が14時間と長く，1日2回服用でよい．フレカイニドについては，発作性心房細動の予防効果とともに心房細動に伴う症状の軽減効果が認められることが報告されている[1]．

## 2)用量はどのようにして決定したか？

◆ 薬物療法の原則は，有害反応を防ぎながら最大の薬理効果を上げることである．まず，少量から使用する．それは安全性の担保のためである．心房細動に対する抗不整脈薬の治療のゴールは"症状の改善"であり，本人が受容できれば，無理して発作頻度をゼロにする必要はない．

◆ 一方，フレカイニドはその半分が肝代謝を受け不活性化する．おもにシトクロム P450 2D6（CYP2D6）で代謝されるが，日本人では代謝活性が高くない中間型の遺伝背景（CYP2D6*10）を有している例が多いことがわかっており，常用量であっても血中濃度が高くなる例がある[2]（図15-4）．このためからも，少量から開始し，患者の症状をうかがいながら増量するかどうか決めていく方針をとった．

## 3)どのような副作用に注意したか？

◆ 最も注意すべきは催不整脈作用である．徐脈性と頻脈性があり，前者は洞房ブロック・洞停止と房室ブロック，後者は心房粗動と心室頻拍である．徐脈性不整脈の発生は基礎に洞結節や房室結節の機能障害を有している例に多く，本症例ではその問題はなかった．しかし，Ic群抗不整脈薬は心房粗動を惹起する（Ic flutter）可能性がある．むしろ，動悸症状のなかでも心房細動と異なった規則正しい強い動悸といった訴えがないか注意した．

◆ さらに，Naチャネル遮断作用の効果については，心電図による QRS 幅の延長が指標になるため，外来受診時に12誘導心電図は毎回確認した．

## B　Ⅰ群抗不整脈薬の使いかた

### ☑ 薬理作用

- Naチャネル遮断薬は，Naイオンの細胞内流入（速い内向きNa$^+$電流）を抑制することで活動電位の立ち上がり（0相）を抑える．つまり，心筋細胞の興奮が時間的に遅れ，細胞から細胞への興奮伝播も遅れることになる．この作用は，1つの組織と考えると伝導速度の遅延として現れるため，リエントリー機序の不整脈に対してリエントリー回路内の伝導ブロックを呈し，抗不整脈作用を示すことになる．

- 一方，Naチャネル遮断薬はペースメーカー細胞にも作用する．第4相の脱分極の勾配を小さくすることで，活動電位の立ち上がりまでの時間が遅れる．このことは異所性ペースメーカー細胞による興奮（異所性自動能）の頻度を減らすことになる．

### ☑ 基礎心疾患の有無，心機能

- CAST試験（Cardiac Arrhythmia Suppression Trial）の報告[3]以降，突然死予防薬としてのⅠ群抗不整脈薬の役割はなくなった．しかし，基本的に突然死の危険性が低いといわれる器質的心疾患の伴わない心房細動および心室性不整脈に対しては，発作を抑制するという意味で有用性が高い．

- ほとんどのⅠ群抗不整脈薬は陰性変力作用（心抑制）があると考えてよい．基礎心疾患のない例には使用可能だが，基礎心疾患のある例では慎重に使用すべきである．とくに，Naチャネルとの結合・解離が遅い薬は心抑制が強い．低心機能例での使用は心不全悪化の危険性があり，原則として避ける．

- リドカインやメキシレチンは不活性化Naチャネルを抑制することから，活動電位の長い心室にのみ効果がある．チャネルとの結合・解離が速く，心抑制がないことから，基礎心疾患を有する例にも使用されるが，突然死予防のエビデンスはない．

### ☑ 抗コリン作用

- ジソピラミド，ピルメノール，シベンゾリンは抗コリン作用を有する．抗コリン作用により，口渇，便秘や排尿障害などを引き起こすことがあり，前立腺肥大症や緑内障などを有する例では注意が必要である．

### ☑ 腎機能

- 腎排泄率が高い，ピルシカイニド，シベンゾリン，プロカインアミド，ジソピラミドは，腎障害例や高齢者では血中濃度が上昇する可能性があり，注意が必要である（図15-5）．腎排泄率の低い，プロパフェノン，アプリンジン，メキシレチンを選択するのも方法だが，肝代謝能や病態はかならずしも一様でなく，やはり低用量から開始するのが安全である．

### ☑ 催不整脈作用

#### 1）徐脈性不整脈

- 徐脈性催不整脈作用には，洞房ブロック・洞停止と房室ブロックがある．Naチャネル遮

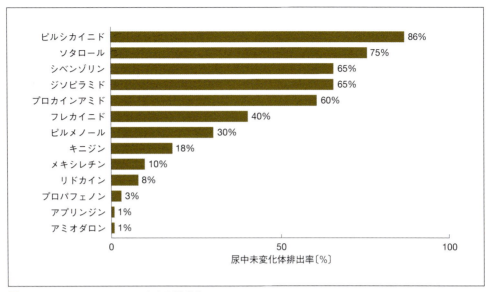

図15-5 抗不整脈薬の尿中未変化体排泄率

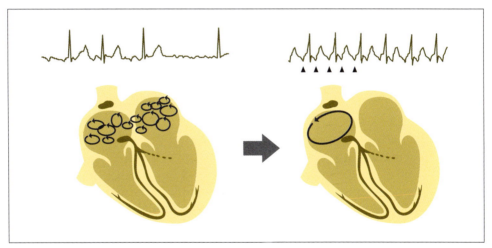

図15-6 Naチャネル遮断薬とリエントリー ―心房細動から心房粗動へ―

断薬は，洞結節周囲の心房に対する伝導抑制から，洞房ブロックを助長する．また，Ic群抗不整脈薬など，Naチャネルへの抑制効果が強い薬剤は，プルキンエ線維を含めた刺激伝導系への抑制から，房室ブロックや脚ブロック，心室内伝導遅延を惹起する．いずれも，基礎に洞結節や房室結節の機能障害を有している例ではリスクがあり，血中濃度が治療域であっても出現する．

### 2）頻脈性不整脈

◆ 頻脈性催不整脈作用には，心房粗動と心室頻拍がある．Ic群抗不整脈薬はNaチャネルへの抑制効果が強いことから，より大きなリエントリー回路を形成し，心房粗動を惹起する（図15-6）．心房粗動では心房が250〜400/分で規則的に興奮し，通常2：1〜3：1で房

## IV. 不整脈に対する薬物治療

室結節を伝導して心室を興奮させる．しかし，運動などで交感神経活性が亢進すると房室伝導が促進し，1：1伝導となることがある．この場合，血行動態が悪化して失神をきたすほか，心室細動を誘発する可能性がある．

◆ 心室頻拍には2つのタイプがある．Na チャネル遮断作用は，活動電位の立ち上がりを抑制するため，心筋の伝導遅延を導く．このため，心室内の一部に伝導速度の異なる不整脈基質が存在すると，伝導遅延を基盤としたリエントリー回路が形成され，心室頻拍が出現する．

◆ 一方，K チャネル遮断作用を有する薬剤は，心筋細胞の外向き $K^+$ 電流を抑制することから活動電位持続時間を延長し，心筋の不応期延長をもたらす．心電図では QT 延長としてみることができる．過度に活動電位持続時間を延長すると，かえって心室内の心筋不応期のばらつき（dispersion）を増大させてしまい，多形性心室頻拍（torsades de pointes）を惹起する．薬剤性 QT 延長は，高血中濃度も原因となるが，女性，徐脈，電解質異常（低カリウム血症，低マグネシウム血症），心不全なども増悪因子となる．

## C 同種同効薬の使い分け

### 1）器質的心疾患の有無，心機能
- 器質的心疾患なし，正常心機能なら，Na チャネルからの解離が遅い薬を選択．
- 軽度心機能低下なら Na チャネルからの解離が中間の薬を選択．
- 低心機能なら原則使用しない．

---

**COLUMN**

### I 群抗不整脈薬の役割

心房細動患者に対する抗不整脈薬治療のゴールは，症状を改善することである．従来，抗不整脈薬の評価は，発作頻度の低下あるいは初回発作再発までの期間でなされてきた．しかし，症状の軽減（QOL の改善）という視点で評価をされた研究は少ない．

AF-QOL 試験では，43人の器質的心疾患を伴わない有症候性発作性心房細動患者を対象に，Ic 群抗不整脈薬のうち日本で最も使用頻度の高いピルシカイニドと，心房細動治療薬としてエビデンスがあり海外のガイドラインにあげられているフレカイニドとで，発作頻度および QOL に差異があるのかをクロスオーバーデザインで検討した[4]．用量は，対象ごとに4週間の用量設定期間で（症状を中心に）決定したのち，心房細動の頻度（期間中に心房細動のあった日数）については携帯心電計を用いた8週間の評価を行い，QOL は日本心電学会（現在は日本不整脈心電学会）の心房細動特異的 QOL 評価法である AFQLQ と SF-36を用いた．その結果，心房細動の頻度には両薬で有意差はなく（図15-7），QOL のスコアにも差はなかった．さらに，どちらの薬を先に服用しようと，抗不整脈薬を使用することで，AFQLQ 尺度のうち AFQLQ1（症状の種類と頻度）と AFQLQ2（個体感受性：症状の重症度）が改善していた（図15-8）．

有症候性心房細動患者に対する I 群抗不整脈薬の役割は，心房細動の症状を軽減することであり，この目的においては抗不整脈薬のあいだで大きな違いがあるわけではない．

15. 不整脈薬物治療におけるⅠ群抗不整脈薬の役割は何か？

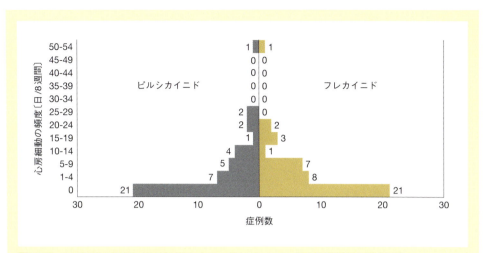

**図15-7 心房細動の頻度におけるピルシカイニドとフレカイニドの比較（AF-QOL試験）**
心房細動の頻度は携帯心電計により測定した．
[Shiga T, et al.（AF-QOL study investigators）: J Arrhythm, 33: 310-317, 2017を一部改変]

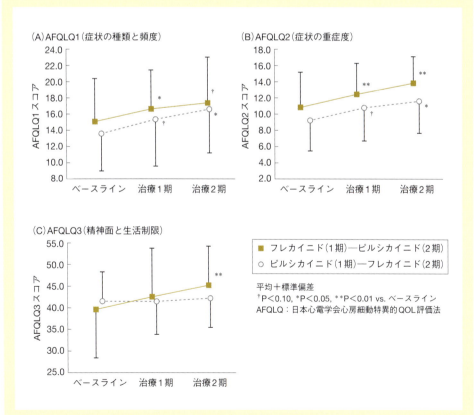

**図15-8 有症候性心房細動に対する抗不整脈薬使用とQOL評価（AF-QOL試験）**
AFQLQは日本心電学会（現在は日本不整脈心電学会）が開発した心房細動特異的QOL評価法であり，AFQLQ 1は「症状の種類と頻度」，AFQLQ 2は「症状の重症度」，AFQLQ 3は「精神面と生活制限」についてのスコアを表す（スコアが高いほどQOLがよい）．
[Shiga T, et al.（AF-QOL study investigators）: J Arrhythm, 33: 310-317, 2017を一部改変]

### 2）抗コリン作用

- 夜間に発現が多い不整脈（とくに心房細動）なら，抗コリン作用を有する薬を選択．

### 3）腎機能

- 腎障害例では腎排泄率が高い薬を低用量にするか，肝代謝型（プロパフェノン，アプリンジン，メキシレチンなど）を選択（ただし，低用量から開始する）．

> **こう考える！わたしの秘訣**
> - Ⅰ群抗不整脈薬の使用原則は，無理をしないこと．そもそも，Ⅰ群抗不整脈薬の対象となる不整脈は基本的に良性であり，間違っても催不整脈作用を起こしてはいけない．
> - 治療のゴールをあらかじめ設定しておく．つまり，不整脈を完璧に抑えようとは考えない．患者の症状が改善すればよい（妥協点を定める）．
> - 抗コリン作用にも使いようがある．やや徐脈傾向，ペースメーカーまではちょっと，と思う例には向いている．

（志賀　剛）

### 文献

1) Anderson JL, et al.: Circulation, 80: 1557-1570, 1989.
2) 長沼美代子, 志賀　剛：フレカイニドによる催不整脈作用―心房細動を伴った閉塞性肥大型心筋症に対する1経験例―. 診断と治療, 93: 1307-1310, 2005.
3) Cardiac Arrhythmia Suppression Trial (CAST) Investigators: N Engl J Med, 321: 406-412, 1989.
4) Shiga T, et al. (AF-QOL study investigators): J Arrhythm, 33: 310-317, 2017.

# 16 アミオダロンは高齢者心房細動に使える？

## A 症例提示

**患者** 82歳，女性（体重 38 kg）

**現病歴** 5年前から，発作性心房細動に対し，ベプリジル 100 mg/日，およびアピキサバン 5 mg/日が投与されていた．インフルエンザ罹患を契機に，150〜170/分の頻脈性心房細動が持続し，うっ血性心不全をきたしたため，近医に入院した．電気的除細動に成功し，ベプリジル 100 mg/日およびビソプロロール 2.5 mg/日の服用で50/分程度の洞調律が維持できていた．しかし1カ月後に再度，心房細動をきたし，自然停止せずうっ血性心不全を発症したため，当院を紹介受診した．

### ☑ 当院入院後経過

◆ 来院時，心拍数135/分の頻脈性心房細動であった（図16-1 A）．血圧は92/54 mmHg．胸部X線写真では，心胸比は62％と拡大し，胸水貯留を認めた（図16-2 A）．心エコー検査で左房径は51.0 mm と拡大していた．左室壁運動はびまん性に低下し，左室駆出率は52％であった．電気的除細動を行い，洞調律へ復帰した．

◆ 同日よりアミオダロン 200 mg/日を開始した．すみやかにうっ血性心不全は改善し，胸水も消失した（図16-2 B）．心エコー検査でも，左室壁運動の改善を認めた．退院後，外来でアミオダロンを200 mg/日 → 100 mg/日 → 50 mg/日へと漸減し，半年経った現在も洞調律を維持できている（図16-1 B）．今後，心房細動が再発した場合，カテーテルアブレーションを行う予定である．

## B アミオダロンの使いかた

### ☑ 薬剤選択について

**1）なぜ経口薬のアミオダロンを選択したか**

◆ 本症例は，ベプリジルおよびビソプロロール服用下で心房細動をきたし，その後うっ血性心不全をきたした．心房細動の治療にはレートコントロール（心拍数調節）という選択肢もある．しかし，本症例のように，心房細動を生じると容易にうっ血性心不全や血圧低下をきたす患者において，レートコントロールは適切な治療法とはいえず，リズムコントロール（洞調律維持）が必要になる．将来的なカテーテルアブレーションはもちろん選択肢にあがってくるが，まずは，電気的除細動を行って洞調律に復帰させ，アミオダロン服用で洞調律維持をはかることにした．アミオダロンは，「心不全（低心機能）または肥大型心筋症

Ⅳ．不整脈に対する薬物治療

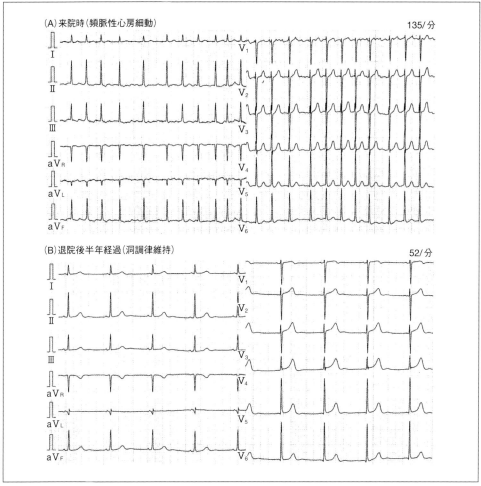

図16-1　12誘導心電図
来院時(A)には心拍数135/分の頻脈性心房細動がみられたが，退院後(B)は洞調律が維持されている(アミオダロン50 mg/日を投与中)．

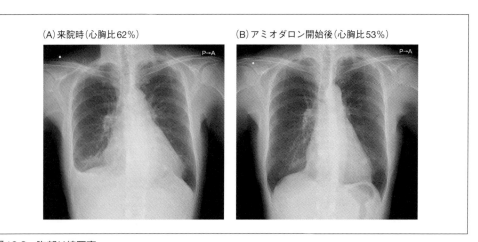

図16-2　胸部X線写真
来院時(A)は右胸水を認めるが，アミオダロン開始後(B)には胸水は消失している．

に伴う心房細動」に対して保険適用がある．アミオダロンを選択した理由は，高い洞調律維持効果を見込めるからである．

- アミオダロンには注射薬もある．本症例で，注射薬でなく経口薬を選択した理由は，それほど緊急性が高くないことと，アミオダロン注射薬は経口薬に比べ，血圧低下，高度徐脈，QT延長などの副作用をきたしやすいという印象があるためである．

### 2）アミオダロンの投与量をどのように決定したか
- アミオダロンの添付文書には，用量として，導入期400 mg/日，維持期200 mg/日と記載されている．本症例は82歳と高齢であり，体重が38 kgと少ないため，導入量として200 mg/日を選択した．筆者は，心房細動患者にアミオダロンを投与する場合，緊急性，心不全の重症度，患者の体格などを考慮し，50～200 mg/日で投与開始している．

### 3）アミオダロン投与に際して，どのような副作用に注意したか
- 重篤な合併症である間質性肺炎の発症に最も注意する．投与前に，胸部X線写真で間質性の陰影がないこと，また，採血でKL-6が高値を示していないことなどを確認したうえで投与を開始する．投与開始後は，咳などの自覚症状がないか，胸背部を聴診し捻髪音がないか，胸部X線写真で肺野に間質性陰影が出現していないかを確認する．

- あわせて，12誘導心電図を記録し，刺激伝導系抑制，QT延長などが生じていないかを確認する．そのほか，甲状腺機能障害や肝腎機能障害にも注意が必要である．

## ☑ 薬理作用，適応，患者選択，注意点

### 1）どのような病態にどのように作用するのか
- アミオダロンは，KチャネルのほかNaチャネルおよびCaチャネルに対しても抑制効果を発揮する．またβ受容体遮断作用もあわせもつ．理論的に，アミオダロンの抗不整脈作用はKチャネル電流抑制による不応期延長が主体と考えられる．筆者は，科学的ではないが，「アミオダロンは心筋に染み入るように分布し，イオンチャネルや受容体を遺伝子レベルでも制御し，リエントリー性不整脈にも自動能による不整脈にも強い抑制効果を発揮する」という印象をもっている．

### 2）押さえておくべきクリニカルエビデンス
- CTAF（Canadian Trial of Atrial Fibrillation）試験は，心房細動患者の再発予防において，アミオダロン（維持量200 mg/日）がソタロールあるいはプロパフェノンより有効かを検討した試験である[1]．対象は403人で，平均年齢は65歳であった．図16-3に示すように，心房細動の再発は，アミオダロン治療群で71例（35％），ソタロールあるいはプロパフェノン治療群で127例（63％）であった（$P<0.001$）[1]．アミオダロンの高い洞調律維持効果が証明された．

### 3）どのような患者に適しているか？
- 高齢者にⅠ群抗不整脈薬を投与すると，著明な洞徐脈や心停止がみられることは少なくない．筆者は最近，高齢者の心房細動にⅠ群抗不整脈薬はできるだけ使用しない方針で診療している．「では，どうやってリズムコントロールを行うのか？」という質問に対しては，

Ⅳ．不整脈に対する薬物治療

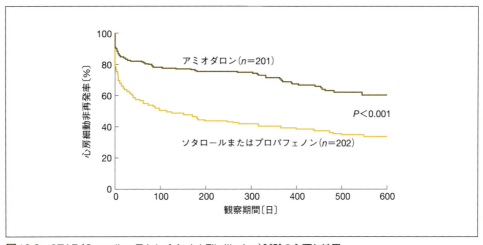

**図 16-3** CTAF (Canadian Trial of Atrial Fibrillation) 試験の主要な結果
アミオダロンがソタロールやプロパフェノンよりも心房細動の再発予防に有効であることが示された.

[Roy D, et al: N Engl J Med, 342: 913-920, 2000を一部改変]

「エビデンスはないが，高齢者には少量アミオダロンが有用ではないかと考えている．実際，少なからずの患者でうまくいっている」と答えるであろう．

◆ テクノロジーの進歩によって，発作性心房細動の多くはカテーテルアブレーションで根治できる時代になった．しかし，本症例のような低体重の高齢女性や，フレイルを呈する患者においては，アブレーションにより合併症が生じるリスクも高くなる．そのような症例において，少量アミオダロンは選択肢になると考えている．

## C 同種薬剤の使い分け

◆ 経口薬を処方可能なⅢ群抗不整脈薬には，アミオダロンのほか，ソタロール，ベプリジルがある．ソタロールはβ受容体遮断作用の強い薬剤である．筆者らが行った，少量ソタロールを発作性心房細動患者に投与した検討（未発表データ）では，ある程度の洞調律維持効果が得られたものの，高齢女性においては徐脈のため投与中止せざるを得なかった患者が多かった．

◆ ベプリジルは，Ⅰ群抗不整脈薬が無効の発作性心房細動に有効なことがあるが，QT延長からの torsades de pointes 発症のリスクが高い．筆者は，高齢者には原則として使用せず，用量は 100 mg/日を上限としている．ソタロール・ベプリジルともに，心不全を合併した心房細動には投与していない．

### こう考える！ わたしの秘訣

高齢者の発作性心房細動で，発作時に心不全をきたす症例には少量アミオダロン（50～100 mg/日）が有効である（図16-4）．
・ある程度の洞調律維持効果が見込める．

- たとえ心房細動を生じてもレートコントロール効果を発揮し，うっ血性心不全を発症しないことが多い．
- 永続性心房細動への橋渡しとしても有効な可能性がある．
- 問題となるような心停止や徐脈を生じにくい．
- 少量なので，間質性肺炎など重篤な副作用の発現する可能性は低い．

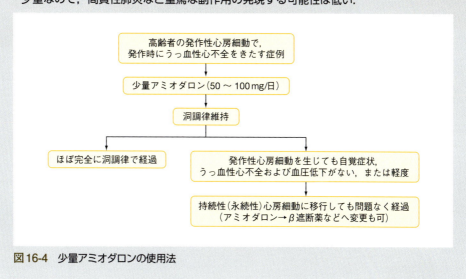

図16-4 少量アミオダロンの使用法

(髙橋尚彦)

■ 文 献 ■

1) Roy D, et al.: N Engl J Med, 342: 913-920, 2000.

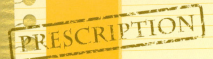

# 17 ワルファリンのメリットと使用時の注意点とは？

## A 症例提示

**患者** 72歳，男性
**現病歴** 発作性心房細動
**主訴** 動悸
**現病歴** 近医にて高血圧に対する薬物治療中の患者であるが，繰り返す動悸発作があり，ホルター心電図で心房細動が確認された．ワルファリンが導入され，外来にて用量調節が行われていたが，PT-INRのコントロール状況が不良で，治療の変更などについて循環器内科へ紹介があった．
**既往歴** 高血圧，耐糖能異常

### ☑ 経過

◆ 本症例では，ワルファリンは3 mg/日を中心に，少ない場合で2 mg，多い場合で4 mgへの変更が行われていたが，プロトロンビン時間・国際標準比（PT-INR）値は，目標を超えること，あるいは下まわることが多く，この1年間のTTR（time in therapeutic range）は55％であった．

### ☑ ワルファリンによる抗凝固療法

◆ 心原性脳塞栓は死亡・寝たきりとなることが多く，できる限り発症率を低くしたい．直接作用型経口抗凝固薬（DOAC）の発売以来，心房細動に伴う心原性脳塞栓予防のためにワルファリンが使用されること，とくに新規導入されることは減っているが，いまだに多くの症例に使用されているのが実情である．

◆ 本章では，提示した症例のように不十分なワルファリンコントロールとなっている場合にどのような方策を考えるかについて，周辺の注意点も含めて概説したい．

## B 抗凝固療法の適応と評価

### ☑ 心原性塞栓のリスク評価

◆ 非弁膜症性心房細動患者における塞栓症の発症リスク因子として，脳梗塞や一過性脳虚血発作の既往，高血圧，糖尿病，心不全，高齢（75歳以上）があげられている．また，最新の日本循環器学会のガイドラインでは，心筋症，65歳以上，血管疾患（心筋梗塞既往，大動脈プラーク，末梢動脈疾患）なども，抗凝固療法を考える場合の塞栓症リスク因子として提示されている．本症例は，高血圧，年齢，耐糖能異常の存在から，いずれかの抗凝固

療法が実施されるべき病状である.

## ☑ ワルファリンによる心原性塞栓予防

- メタ解析でワルファリン治療は心房細動症例における脳梗塞を有意に減少させることが示されている[1]. とくに，CHADS$_2$スコアが2点以上の患者では，標準的な質のワルファリン治療(詳細は後述する)によって脳卒中・全身性塞栓症が減り，臨床的なメリットがあることが示されている. 目標とするPT-INRは，70歳未満では2.0～3.0(クラスⅠの推奨度，エビデンスレベルA)，70歳以上では1.6～2.6が推奨される(クラスⅠの推奨度，エビデンスレベルB).

- 海外で行われた臨床研究では，それぞれの試験で目標PT-INR値が異なっていたが，全体として脳梗塞は2.0未満で多く，重篤な出血は3.0以上で多かったため，欧米では年齢を問わずPT-INR 2.0～3.0が目標とされている. わが国では，脳梗塞既往例203人の検討[2]やJ-RHYTHM Registryの登録時PT-INR値の検討[3]から，70歳以上では目標PT-INR値として1.6～2.6が採用されている.

## ☑ ワルファリン治療の質

- "標準的な質"と述べたが，ワルファリンは処方していたらかならずよい効果があるという薬剤ではない. ワルファリン治療の質によって，脳梗塞予防効果や出血性合併症頻度などが異なることが明らかになっているからである(図17-1). 先に紹介したメタ解析の各試験についてみると，PT-INR値が至適範囲に入っている確率が高い臨床研究では，ワルファリンの予防効果が高く，至適範囲を外れている確率が高い研究は予防効果において対照群と有意差がついていなかった[1].

- ワルファリン治療の質の評価にTTRという数値が使用されている[4]. これはある一定期間のうち，目標PT-INR値が達成された時間的割合を各測定点のあいだは直線的に回帰すると仮定して計算するものである. これまでの研究から，TTRは最低限58％以上，標準的治療レベルとしては65～75％以上を目指すべきであろう. TTRは計算ソフトを用いて

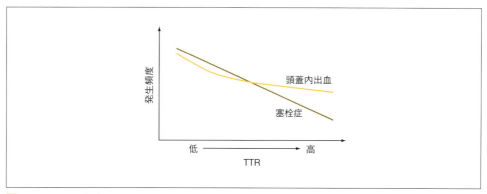

図17-1 TTRと塞栓症・頭蓋内出血の発生頻度(イメージ)
高いTTR (time in therapeutic range)であれば，塞栓症は相当に抑制される. おそらく最強のDOACを適切に服用している以上に減るであろう. 一方，頭蓋内出血は，ワルファリンが第Ⅶ因子を減らしてしまうという性質上，ある程度の増加は避けられない宿命にある.

計算する必要があるが，実用的には，過去10回の PT-INR 測定で7〜8回以上は目標の範囲に入っているというレベルがめやすとなる．

## C 抗凝固療法で十分な効果を得るための選択肢

- さて，本症例は損益分岐点といわれる TTR 58％を下まわるコントロール状況であるため，何らかの対策をとる必要がある．

### ワルファリンを続ける場合

- クリニックでのワルファリンコントロールは，血液検査を外注で行う場合，PT-INR 値が判明するのは採血当日の夕方あるいは翌日となる．これまでは患者への電話連絡などで投与量の調整が行われてきたが，微調整は実施しにくく，かつ，服用量の間違いなどもあったものと推定される．また，外来受診時に PT-INR 値が不明であることは，適切な内服指導には非常に不都合である．

- 数年前からわが国でも使用できるようになった point-of-care device であるコアグチェック®は，PT-INR を高い精度で血糖値のごとく簡便に計測できる装置である．筆者らは，この装置の導入前後で，外来通院時の TTR が著明に改善したことを報告している[5]．すなわち，導入前（外注検査使用時期）には51.9％であった TTR が，コアグチェック®導入後には69.3％と有意に上昇していた（図17-2）．その際，目標 PT-INR 値を超える時間の割合は3.7％→3.3％とまったく変化がなかったが，下まわる時間の割合は44.4％→27.4％と著減した（図17-3）．本研究では臨床的アウトカムの改善は検討できていないが，コアグチェック®の導入により，脳梗塞・心原性塞栓症が大きく減少すること，およびそれほど出血事象は増えないだろうということが期待される．

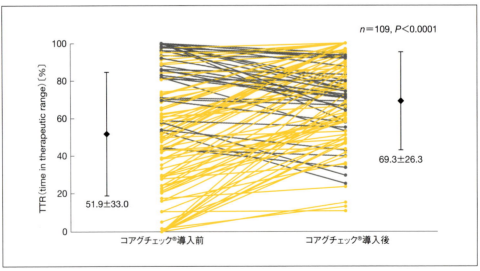

**図17-2 コアグチェック®の導入に伴うTTRの増加**
コアグチェック®の導入前の全体の TTR (time in therapeutic range)は51.9％であった．コアグチェック® 導入後は69.3％へ増加した．一部の症例（グレーの線）では TTR が低下したが，多くの症例は改善した（黄色の線）．
［Okuyama Y, et al.: Circ J, 78: 1342-1348, 2014を一部改変］

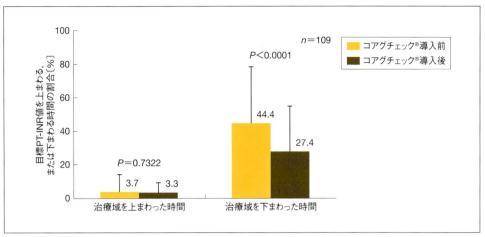

**図17-3　コアグチェック®の導入とPT-INR目標値からの外れ割合**
左の2つのカラムは目標PT-INR値を上まわった時間をTTRに準じて計算したもの．コアグチェック®の導入前後でほとんど変化がない．右の2つのカラムは目標PT-INR値を下まわった時間をTTRに準じて計算したもの．コアグチェック®の導入前後で有意差をもって減少した．

[Okuyama Y, et al.: Circ J, 78: 1342-1348, 2014を一部改変]

◆ 良好な質のワルファリン治療のためには，少しでも目標の範囲を外れていれば，かならずその場で投薬量を微調整し，つぎのPT-INRチェックまでの間隔を通常よりもやや短く設定するべきである．投与量を変更しない場合にも，丁寧な服薬指導を再度行い，1（〜2）週間後に再チェックするなどの配慮は，少なくとも必要であろう．

◆ それまでに高い値のTTRが得られていたとしても，つぎの半年，1年でも，高いTTRが達成されるとは限らないという報告もある．実際には，PT-INR値が外れることが多ければ，何らかの強化策がとられるか，DOACへの変更が行われるであろうから，毎回のように至適範囲に入っている状況で，将来のことを過度に恐れてDOACに変更する必要はない．DOACでは，外れていること（つまり，低い服薬アドヒアランスで効果が不十分な状態）さえわからないのである．

◆ 当然のことながら，TTRだけで抗凝固療法の質が判定できるわけではない．高血圧をはじめとする併存疾患の管理はもとより，さまざまな日常での注意事項の教育が必須である．高血圧については，ワルファリンの弱点ともいえる頭蓋内出血の増加を考えれば，十分な降圧，たとえば随時血圧で120 mmHg未満などが目標となる．また，軽度の出血で安易に内服をスキップしない，抜歯などの際に盲目的に処置者の指示に従って休薬しないなどの総合的な指導も重要であり，そこまでできていてこそ，質がよい医療，質がよい抗凝固療法といえる．

## ☑ DOACに変更する場合

◆ 2011年以降に登場した4つのDOACは時代を変革する薬剤であり，数々のワルファリンの問題点を解決の方向に導いた．しかしながら，すべてがよい方向にだけ進んだわけではなく，DOAC特有の問題点ももたらされた．

◆ 一般に，ワルファリンコントロールが不良な場合，すなわちTTRが低値の場合には，

DOACへの変更が勧められるとされる．服薬アドヒアランスよくワルファリンが服用できているにもかかわらず，経口摂取されるビタミンKの量があまりにも大きく変動する，あるいはワルファリンの作用に影響する併用薬がしばしば中止・再開されている，などが原因で低いTTRになっているのであれば，DOACへの変更は推奨されるだろう．

◆ 一方，服薬アドヒアランスが不良であるために低いTTRとなっている場合には，DOACへ変更すると，実臨床レベルでは適切な薬効モニタリング方法がないため，服薬が適切になされているかどうか，十分な予防効果が発揮されているかどうかがわからなくなる．実際にDOACへ変更する場合もしない場合も，服薬指導を強化する必要があるだろう．

◆ どのDOACも，血中半減期は半日であり，怠薬によって心原性塞栓のリスク上昇(あくまで継続内服ができている場合と比べてであろうが)が懸念される．ワルファリン服用患者では，それまで適切な抗凝固強度を呈している場合には，1～2日程度怠薬しても有効な強度がなんとか維持されている可能性が高いのと対照的である．DOACの場合，十分な服薬指導を継続的に行わなければならない．

## ✓ ワルファリンからDOACへの進歩

◆ 2011年にわが国でDOACが使用できるようになったことは大きな進歩であった(図17-4)．頭蓋内出血など，誰もが避けたい出血性合併症は軽減できた．すべてのDOACでとはいえないが，適切な用量を使用すれば，標準的な質のワルファリン治療に匹敵する，あるいは凌駕する予防効果が発揮される．

◆ 一方，薬効モニタリングが適切に行えないことはデメリットとなる局面が多い．半減期が短いことは手術時などには都合よく使える場合もあるが，日常の継続投与時には，怠薬によって即リスク上昇となる危険がある．臨床医は「DOACに変更したら，ワルファリン時代の苦労から解放される」と安易に考えてならないだろう．DOACはワルファリン使用時のように，きめ細かい指導・配慮をしながら使用すれば，よりよい結果につながるという薬剤である．

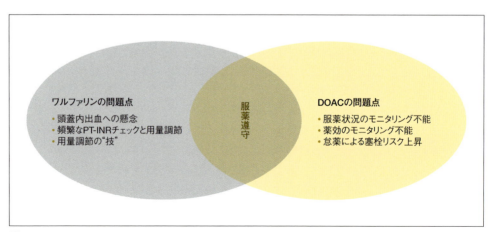

図17-4　ワルファリンからDOACへの進歩

## こう考える！わたしの秘訣

- 抗凝固療法の効果が不十分な状態（低い PT-INR，不適切な減量がなされた DOAC）は日常臨床では実感できない．
- ワルファリンでは PT-INR は目標の範囲の真ん中を狙う（治療域ぎりぎりだと次の日は外れているかもしれない！）．
- 質のよいワルファリン治療には point-of-care device による PT-INR チェックが有用である．
- 質のよい抗凝固療法とは，患者に投薬し服用させるだけでなく，周辺の注意点についての十分な教育を伴っているものである．

（奥山裕司）

### 文献

1) Analysis of Pooled Data From Five Randomized Controlled Trials: Arch Intern Med, 154: 1449-1457, 1994.
2) Yasaka M, et al.: Intern Med, 40: 1183-1188, 2001.
3) 小谷英太郎 ほか: 心房細動に対するワルファリン療法における日本人の至適INR―J-RHYTHM Registryからの報告―. 心電図, 33巻, p.25-31, 2013.
4) Rosendaal FR, et al.: Thromb Haemost, 69: 236-239, 1993.
5) Okuyama Y, et al.: Circ J, 78: 1342-1348, 2014.

# 18 DOAC処方後に定期的な血液検査は不要？

## A 症例提示

**症例** 78歳，男性

**現病歴** CHADS₂スコア5点の持続性心房細動に対して，ワルファリンを処方されていた患者である．出血のリスクを表すHAS-BLEDスコアも4点と高値であった．本症例では，患者の希望もあり，経口抗凝固薬をワルファリンから直接作用型経口抗凝固薬（DOAC）の1つであるダビガトランに変更した．

### DOAC処方中の管理

◆ 直接作用型経口抗凝固薬 direct oral anticoagulant（DOAC）の登場により，非弁膜症性心房細動に対する抗凝固療法は，その適応を含め大きく変化した．ワルファリンと比べた場合のDOACのメリットは多いが，そのなかでも「プロトロンビン時間・国際標準比（PT-INR，以下INRと記す）を定期的に検査する必要がない」という点は，多忙な臨床現場で恩恵が大きい．

◆ それではDOACを処方したのちには定期的な血液検査は必要ないのであろうか．その答えは「No」である．たしかにDOACではINRを含む凝固線溶系の定期的な検査は基本的には不要であるが，そのほかの血液検査はやはり定期的に行うべきである．本章ではその理由を述べていきたい．

### 本症例の経過

◆ 図18-1は本症例におけるDOAC投与前後の腎機能〔クレアチニンクリアランス（CCr）〕の推移を示している．ダビガトランへの変更時にはCCr 53 mL/分と，慎重投与の範囲にあたらないCCr 50 mL/分以上であった腎機能が，約2年後にはCCr 28 mL/分と，ダビガトランの投与禁忌に該当するCCr 30 mL/分未満となった．

◆ 本症例では，この時点でダビガトランからワルファリンに抗凝固薬を戻した．当初はDOACによる腎機能低下を疑ったが，本症例のDOAC投与前後の腎機能の推移を長期的にみると，腎機能はDOAC投与前から経時的に徐々に低下していることがわかり，本症例では，自然経過として腎機能が低下したことが考えられた．

◆ このように，DOAC投与開始時には腎機能に大きな問題がなくても，その後，徐々に腎機能が低下していく症例は少なくない．したがって，DOAC投与後には，無症候性の出血などをチェックするための血算などとともに，腎機能の定期的なフォローも必要である．

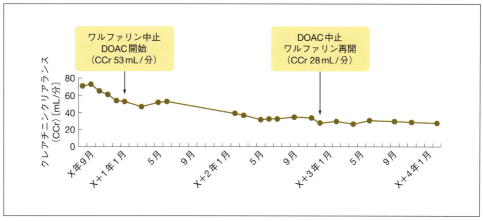

図18-1　DOAC服用患者における腎機能の推移例

なお，抗凝固療法を行う際の腎機能の評価は，血清クレアチニン（血清 Cr）だけでなく，CCr（Cockcroft-Gault の推算式，下に示す）を計算して評価を行う．

$$CCr\,[mL/分] = (140 - 年齢) \times \frac{体重\,[kg]\,[女性の場合 \times 0.85]}{72 \times 血清\ Cr\,[mg/dL]}$$

## B 腎機能の評価とDOACの使いかた

### ☑ 高齢者における腎機能

◆ われわれが日々診療にあたる心房細動患者の多くは高齢者である．抗凝固療法を行うにあたり，腎機能を評価する場合，血清 Cr だけでなく CCr を計算するべきであることは既述したが，とくに高齢者では注意が必要である．

◆ 図18-2は Cockcroft-Gault の推算式を用いて作成した，50歳男性と80歳男性（体重はともに60 kg と仮定）における血清 Cr と CCr の関係を示したシミュレーションの結果である．CCr を算出するための計算式に年齢が含まれているので当然の結果ではあるが，同じ血清 Cr 値でも，年齢によって CCr 値が大きく異なることがわかる．たとえば血清 Cr 1.0 mg/dL の場合，50歳では CCr 75 mL/分であるが，80歳では CCr 50 mL/分と，その値は3分の2まで減少する．

◆ 実際には高齢者のほうが体重は少ないことが多いので，同じ Cr 値での CCr 値の違いは図18-2のシミュレーションよりもさらに大きくなる．したがって，とくに高齢者では，血清 Cr 値だけでなく CCr を用いたより正確な腎機能の評価が重要と考えられる．

### ☑ DOACの用量設定と腎機能

◆ 2018年現在，経口抗凝固薬として，ワルファリンに加え4種類の DOAC（ダビガトラン，リバーロキサバン，アピキサバン，およびエドキサバン）が使用可能である．図18-3にそれぞれの DOAC の用量決定のルールを示すが，DOAC はいずれの薬剤も，その投与可否・

Ⅳ. 不整脈に対する薬物治療

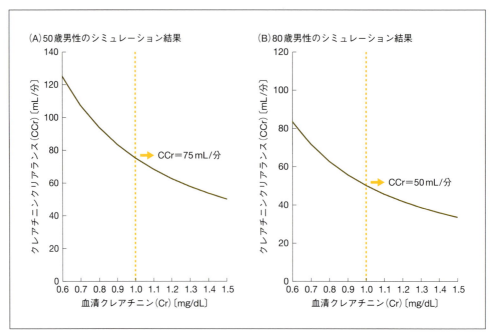

図18-2 年齢の違い(50歳と80歳)による血清Cr値およびCCr値の関係

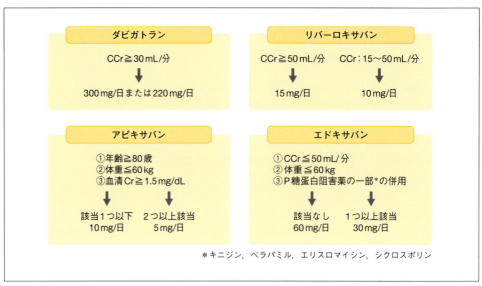

図18-3 DOACの用量設定のルール

用量設定において，腎機能の評価が必要となる．各DOACには，それぞれ2つの用量が設定されているが，ダビガトランを除きその用量は患者背景によっておのずと決められる．

♦ まず，ダビガトランはCCrが30 mL/分未満，リバーロキサバン・アピキサバン・エドキサバンの3剤はそれぞれCCrが15 mL/分未満では投与禁忌となる．リバーロキサバンは，

CCr 50 mL/分以上の症例では常用量（15 mg/日），50 mL/分未満の症例では低用量（10 mg/日）を投与する．アピキサバンは図18-3に示す3つの因子のうち2つ以上，エドキサバンは3つの因子のうち1つ以上が存在する場合には，低用量を処方する．

◆ なお，ダビガトランに関しては，300 mg/日と220 mg/日の両用量のそれぞれで臨床試験にてワルファリンとの有効性・安全性の比較が行われ，ワルファリンと同等もしくは優れた結果を示しているため，CCrが30 mL/分以上であれば両用量（300 mg/日，220 mg/日）とも使用可能であるが，CCrが50 mL/分以下の場合には220 mg/日を選択することが勧められる．また，実臨床における処方状況をみると，CCrが50 mL/日以上であっても220 mg/日を選択することが多く，ダビガトランは220 mg/日が常用量，300 mg/日は高用量（より少しでも脳塞栓のリスクを減らしたいときや，腎機能が保たれた若年男性に対して使う）との認識で使用されていることが多い．

## C DOACの使い分け

◆ DOACどうしの有効性や安全性を比較検討した臨床試験はないため，DOAC間の優劣をつけることは困難である．したがって，DOACの使い分けに関する決まったプロトコールは存在しない．それぞれのDOACを選択するにあたっては，その臨床試験の結果（年齢別・腎機能別などのサブ解析を含む），投与回数，排泄経路・排泄率，併用薬などを考慮する必要がある．

◆ 腎排泄率に関しては，DOACのなかではダビガトランが80％と最も高く，アピキサバンが27％と最も低い．腎機能障害のある症例に腎排泄率が高い薬剤を投与すると出血リスクが増す危険があるため，実臨床では，腎機能障害のある症例や高齢者（腎機能の悪い症例が多い）にはアピキサバンが選択される傾向にある．

◆ 一方，ダビガトラン 220 mg/日の安全性（頭蓋内出血の少なさ）や，300 mg/日の虚血性脳卒中抑制効果は，ほかのDOACよりも高い可能性がある．

◆ 1日1回投与の薬剤（リバーロキサバン，エドキサバン）は，2回投与の薬剤に比べて服薬アドヒアランスの面から望ましいと考えられる．ただし，薬物動態的には1日1回の薬の1回の飲み忘れは，1日2回の薬剤の3回の飲み忘れに相当するというデータもあり，注意が必要である．

## D DOAC投与時の凝固線溶系マーカー測定は不要？

◆ さて，先に「DOACではINRを含む凝固線溶系の定期的な検査は基本的には不要」と述べた．それでは，DOAC投与時の凝固線溶系マーカーの測定にはまったく意味がないのであろうか．表18-1にDOAC服用患者における凝固線溶系マーカーと出血事象との関連を示す[1]．やはり多くの場合，DOACにおける凝固線溶系マーカー測定の意義は乏しいが，ダビガトランで活性化部分トロンボプラスチン時間（APTT）が，リバーロキサバンでPTが，それぞれ出血性合併症との関連を示唆されている．

Ⅳ．不整脈に対する薬物治療

表18-1　各DOACにおける凝固線溶系マーカーの意義

| | ダビガトラン | アピキサバン | エドキサバン | リバーロキサバン |
|---|---|---|---|---|
| 投与後血漿ピークレベル | 2時間後 | 1〜4時間後 | 1〜2時間後 | 2〜4時間後 |
| 投与後血漿トラフレベル | 12〜24時間後 | 12〜24時間後 | 12〜24時間後 | 16〜24時間後 |
| PT (prothrombin time) | 使用できない | 使用できない | 延長しているが，出血リスクとの関連性は定かではない | 延長しており，過度の出血リスクが示唆される |
| INR (international normalized ratio) | 使用できない | 使用できない | 使用できない | 使用できない |
| APTT (activated partial thromboplastin time) | トラフで正常上限の2倍を超えると，過剰な出血リスクを示唆 | 使用できない | 延長しているが，出血リスクとの関連性は定かではない | 使用できない |

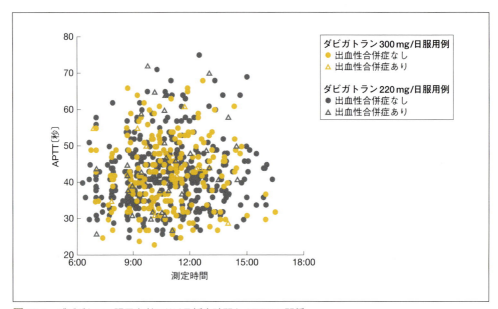

図18-4　ダビガトラン服用患者における採血時間とAPTTの関係

◆ しかしながら，実臨床での DOAC 使用時の凝固線溶系マーカーの解釈には注意が必要である．というのも DOAC は，経口投与後1〜4時間でピークを迎え，その後，その血中濃度は低下するため，必然的に凝固線溶系マーカーの値も投与後の採血のタイミングによって変化するだけでなく，また，そのピークを迎える時間帯も腎機能などの影響により変化するからである．

◆ 図18-4は，実際に，当院でのダビガトラン服用患者668人における採血時間と APTT の分布を検討したものである．ダビガトラン 300 mg/日（黄色），220 mg/日（灰色）のいずれの症例においても，その採血時間にかかわらず，患者間で APTT 値に大きな幅があることがわかる．

◆ 図18-4内で，三角形で示した例は，出血性合併症（小出血もしくは大出血）を認めた症例であるが，今回の検討では APTT 値と出血性合併症の発生はほとんど相関を認めなかっ

た．したがって，やはりDOAC投与時の凝固線溶系マーカーの測定は基本的には不要であると考える．ただし，ダビガトランではAPTT値が，リバーロキサバンではPT値が，いずれも非常に高値（APTT値が60もしくは70秒以上，PT値が25もしくは30秒以上）の場合には，用量を減らしたり，ほかのDOACに変更したりすることもある．

## E ワルファリンとDOACの使い分け

◆ それぞれのDOACは第Ⅲ相大規模臨床試験において，その有効性および安全性についてワルファリンと同等か，より優れた結果を示していることから，非弁膜症性心房細動患者に対して新たに抗凝固療法を行う場合，DOACを第一選択とすることが多い．ただ，当然ながら，DOACにもデメリットが存在する．以下にワルファリンと比較した場合の，DOACのメリットとデメリットを示す．

### 1）DOACのメリット
①定期的な凝固能検査による用量調節の必要がなく，固定用量で安定した抗凝固作用が得られる．ただし既述したように，腎機能や血算の定期的なフォローは必要である．
②効果発現が早い．
③頭蓋内出血の頻度がワルファリンより少ない．日本人を含むアジア人では，ワルファリンによる頭蓋内出血が非アジア人に比べて高いことが報告されており，DOACのメリットは大きいと考えられる[2]．
④食品との相互作用の可能性が低く，食事制限がない．
⑤併用薬の影響が少ない．

### 2）DOACのデメリット
①弁膜症患者には使用できない．腎機能障害のある患者では使いにくく，重度の腎機能障害では禁忌となる．
②ダビガトラン以外のDOACでは，出血性合併症を生じた場合の拮抗薬がない（2018年現在，開発中）．
③ダビガトラン，リバーロキサバンおよびエドキサバンでは，用量によっては消化管出血の発生がワルファリンよりも多い．
④ワルファリンに比べ高価である．

### 3）DOACが使用できない，推奨されない症例
◆ DOACは非弁膜症性心房細動に用いる薬剤であり，弁膜症性心房細動には使用できない．日本循環器病学会のガイドラインでは，"弁膜症性"とは，人工弁置換術後（機械弁，生体弁とも）とリウマチ性僧房弁膜症（おもに狭窄症）と定義されている[3]．

◆ 透析症例や高度の腎機能障害例にもDOACの投与は禁忌となる．そのほかに，出血リスクや肝障害もその程度により禁忌となるし，それぞれのDOACにより併用禁忌・注意となる薬剤があるため注意する．

> **こう考える！ わたしの秘訣**
> 
> ・非弁膜症性心房細動患者に対して新規に抗凝固療法を行う場合，DOACを第一選択とする．
> ・DOAC投与開始後には，腎機能や血算などを評価するための定期的な血液検査を行う必要があることに留意する．

（宮本康二　　草野研吾）

### ■文 献■

1) Heidbuchel H, et al.（European Heart Rhythm Association）: Europace, 15: 625-651, 2013.
2) Shen AY, et al.: J Am Coll Cardiol, 50: 309-315, 2007.
3) 日本循環器学会 編: 心房細動治療（薬物）ガイドライン（2013年改訂版）. http://www.j-circ.or.jp/guideline/pdf/JCS2013_inoue_h.pdf（2018年3月閲覧）

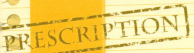

# 19 頻脈性不整脈のためのβ遮断薬，Ca拮抗薬，ジギタリスの使用法は？

## A 症例提示1：心室期外収縮に対するβ遮断薬とCa拮抗薬

**症例** 43歳，女性
**診断名** 心室期外収縮
**主訴** 動悸
**現病歴** 来院の3カ月前より動悸を感じるようになり，近医より紹介受診となった．
**身体所見** 血圧 120/72 mmHg，脈拍 78/分，心音・呼吸音 清．身長 159 cm，体重 65 kg．
**既往歴と生活歴** 特記事項なし．常用薬なし

### ☑ 検査結果

◆ 本症例の安静時12誘導心電図を示す（図19-1 A）．ホルター心電図では心室期外収縮は単源性で，2連発が10回あったが，非持続性心室頻拍はなかった．総数は18,800/日であった．

### ☑ 経過

◆ 本症例は基礎疾患のない右室流出路起源の心室期外収縮で，通常の診療でよく目にする疾患である．本疾患はカテコラミン依存性であることが多いため，β遮断薬（カルベジロール2.5 mg・朝夕1回ずつ）を投与した．治療開始1カ月後には動悸症状は軽減し，ホルター心電図では心室期外収縮の総数が1,200/日に減少したため，近医へ逆紹介した．

◆ 不整脈治療を始める前には（緊急の場合を除いて），基礎心疾患の有無を確認する必要がある．基礎心疾患がもとで不整脈が発生する場合があることと，低心機能に気づかず抗不整脈薬を使用すると事故につながることがあるためである．右室流出路起源の心室期外収縮のなかには不整脈原性右室心筋症が隠れていることもある．

### ☑ 心室期外収縮に対する薬物治療

◆ わが国で心室期外収縮に対してよく使われるβ遮断薬は，カルベジロールとビソプロロールであろう．β遮断作用はビソプロロールのほうが強いため，若い人に向いている．高齢者にはカルベジロールを使用することが多いが，効果が低い場合は，ビソプロロールに変更する．その際は，徐拍化や血圧低下に伴う全身倦怠感やめまいに留意する．

◆ 高齢者に通常量のβ遮断薬を使用すると，洞停止や房室ブロックを誘発することがある．筆者は，血圧が120 mmHg 程度の場合はカルベジロール 2.5〜5 mg/日か，ビソプロロール 1.25〜2.5 mg/日を使用する．β遮断薬に加えて，少量の安定剤を使用することもある．

Ⅳ．不整脈に対する薬物治療

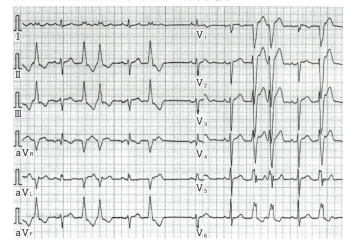

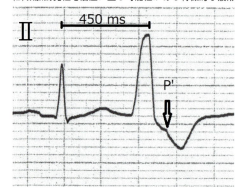

**図19-1 右室流出路起源の心室期外収縮**
(A)心室期外収縮の2連発がみられる．心室期外収縮のR波は右胸部誘導で低く，下方軸を示し，かつ胸部誘導での移行帯が$V_4$〜$V_5$誘導であることより，右室流出路起源の心室期外収縮と考えられる．これらに加えてⅠ誘導で深いS波を認める場合や，Q波が$aV_L$＞$aV_R$の際は，右室流出路起源の可能性が高まる．(B)洞調律のR波と心室期外収縮のR波の間隔を連結期と称する(450 ms)．⇩は逆行性のP波(心室期外収縮が刺激伝導系を逆行して洞結節に達しP波を発生させた)．連結期が長く，逆行性P波がある症例では頻脈誘発性心筋症に至る例がある．(C)頻脈誘発性心筋症にみられる心室期外収縮の特徴を示す．

◆治療効果の判定は，症状とホルター心電図で行う．効果が低い場合は，β遮断薬を増量するか，不整脈の発生が遅延後脱分極(DAD)によるトリガードアクティビティ(triggered activity，撃発活動ともいう)を機序とすることもあるので，第二選択として，DADに関与するCa電流を抑制することを目的に，ベラパミルかジルチアゼムに変更する．カルシウム拮抗薬(Ca拮抗薬)のなかでも，降圧に使われるアムロジピンやニフェジピンはジヒドロピリジン系に分類され，心機能を低下させないが，不整脈治療に使用されるベラパミルやジルチアゼムは非ジヒドロピリジン系に分類され，心不全に使用すると悪化する．ベラパミルやジルチアゼムも少量から開始するが，顔のほてり，潮紅，頭痛などがみられることがある．

◆ 頻脈性不整脈が持続すると心機能が低下してくることがあり，頻脈誘発性心筋症とよばれる．心室期外収縮の多発によって頻脈誘発性心筋症が発生する場合があり，心室期外収縮を治療しないと改善しないため，他の心機能が低下する疾患との鑑別が必要である．頻脈誘発性心筋症に至る可能性のある心室期外収縮の特徴を示す（図19-1 B，C）．

## B 症例提示2：心房細動合併心不全患者のレートコントロール

**患者** 82歳，女性
**診断名** 心房細動を合併した慢性心不全の急性増悪
**主訴** 起坐呼吸
**現病歴** 来院の10日前より労作時の息切れと下腿浮腫がみられていた．来院日の晩は，就寝後より息が苦しいと訴えて救急外来を受診した．
**身体所見** 血圧 90/68 mmHg，脈拍 138/分，両下肺にラ音あり，顔色不良，冷汗あり，中等度の下腿浮腫あり．身長 147 cm，体重 56 kg．
**既往歴** 糖尿病で近医受診中
**生活歴** 喫煙歴なし
**検査所見**
血液検査 ：WBC 8,100/μL，Hb 12.1 g/dL，SpO₂ 83％，UN 23 mg/dL，Cr 0.9 mg/dL，Na 136 mmol/L，K 4.0 mmol/L，Cl 99 mmol/L，Ca 9.4 mg/dL，心筋トロポニンI 0.1 ng/mL，NT-proBNP 2,990 pg/mL
心エコー検査 ：壁運動異常はないが，左室駆出率は25％であった．

### ☑ 経過

◆ 頻脈性心房細動を伴う心不全増悪と診断して，フロセミド 20 mg を静注し，ジゴキシン 0.25 mg を30分で点滴静注した結果，2時間後には2Lの利尿が得られ，脈拍は109/分に低下した．非侵襲的陽圧換気療法（NPPV）による5 L/分の酸素投与で，SpO₂ は95％に改善した．

◆ 高度な頻脈は左室充満障害を引き起こし，1回心拍出量の減少により血行動態を悪化させるため，適度なレートコントロールが必要である．本症例は，血圧が低く低心機能であること，腎機能が比較的保たれていたことよりジゴキシンを使用した．

### ☑ 心不全を合併する心房細動のレートコントロール

◆ 短時間作用型β遮断薬のランジオロールも，頻脈性心房細動を伴う心不全のレートコントロールに多用される．

#### 1）β遮断薬によるレートコントロール

◆ ランジオロールとジゴキシンのレートコントロール効果を比較するランダム化試験がわが国でなされた[1]．対象は，心房細動または心房粗動発作時の心拍数が120/分以上で，左室駆出率25〜50％の患者であった．エンドポイントは，投与2時間後に心拍数が20％以上減少し，かつ心拍数が110/分未満となることと設定された．達成率は，ランジオロール投与群で48％，ジゴキシン投与群は13.9％（$P<0.0001$）であり，ランジオロールの優れたレートコントロール効果が示された．

- この研究で注意すべき点は2点ある．試験プロトコールではランジオロールは1〜10μg/kg/分のあいだで用量調節をするよう指示されていたが，用量依存性に血圧が下がる場合があることと，目標心拍数の達成に要した投与量の個人差が大きかったことである．低心機能の心不全患者では，1回拍出量の低下を心拍数の上昇でカバーする場合があるので，過度な徐拍化によって心不全が悪化することがある．

- 当院ではランジオロールを0.5μg/kg/分から開始し，血圧，脈拍，酸素化，尿量をモニターしながら，最大2μg/kg/分まで増量することとしている．これ以上使用しても，心拍数は下がらないか，あるいは心抑制作用が強くなり，心不全の改善が得られないように思う．

## 2）β遮断薬では不十分な場合

- ランジオロールで十分な徐拍効果が得られない場合は，ジゴキシンを追加する．レートコントロールにアミオダロンを使用することもあるが，この場合，注意すべき点が2点ある．1つめは，アミオダロンは半減期が長い薬剤であるため，目標心拍数に達したのちに減量しても徐脈が遷延することがあること，もう1つは，肝うっ血のある症例に使用すると肝機能障害を起こし，なかには肝不全に至る例があることである．

## 3）治療目標

- 心房細動を伴う急性心不全における目標心拍数はいくつだろうか？Buiらは，頻脈性心房細動を伴う心不全入院患者において，入院時の心拍数と院内死亡の関連を検討した[2]．この結果，心房細動では心拍数が110/分を超えると院内死亡率は頭打ちになることが示された（図19-2）．2016年に発表された欧州心臓病学会の心房細動診療ガイドライン[3]では，左室駆出率40％未満と40％以上に分けて述べられており，いずれも目標心拍数は110/分としている（図19-3）．

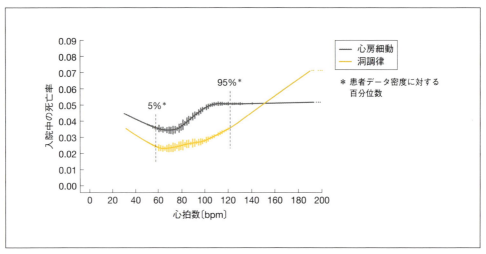

図19-2　心不全患者の入院時心拍数と院内死亡の関連
洞調律77,850例と心房細動35,636例のデータ．洞調律例は入院時心拍数が上昇すると院内死亡率がゆるやかに上昇する．一方，心房細動例は入院時心拍数が110/分を超えると院内死亡率は頭打ちになる．

［Bui AL, et al: Am Heart J, 165: 567-574. e6, 2013を一部改変］

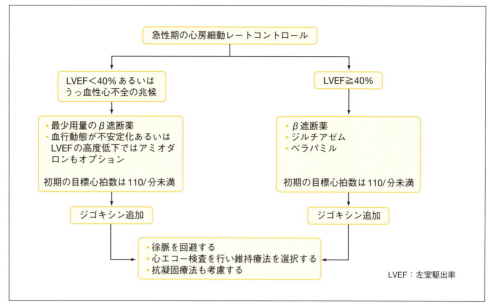

**図19-3　2016年欧州心臓病学会の心房細動診療ガイドライン**
左室駆出率40％未満，あるいは肺うっ血を認める心不全では，最少用量のβ遮断薬を服用し，心拍数110/分を目標とすることを勧めている．また，血行動態が不安定あるいは左室駆出率が高度に低下している場合はアミオダロンを使用し，それでも110/分まで低下しない場合はジゴキシンを追加する．左室駆出率40％以上は，β遮断薬の用量記載はなく，陰性変力作用をもつジルチアゼムやベラパミルの使用を勧め，さらにジゴキシンの追加を勧めている．

[Kirchhof P, et al.: Eur Heart J, 37: 2893-2962, 2016を一部改変]

## C 症例提示3：心房細動の慢性期レートコントロール

**患者** 82歳，男性

**診断名** 永続性心房細動

**主訴** 動悸

**現病歴** 来院の1カ月前より労作時の動悸を自覚し，受診した．

**身体所見** 血圧 142/80 mmHg，脈拍 117/分，心音・呼吸音 清，下腿浮腫なし．身長 163 cm，体重 59 kg，$SpO_2$ 97％．

**既往歴と生活歴** 狭心症のため冠動脈バイパス術後．会計事務所に毎日通勤している．

**検査所見**

心エコー検査　：下壁運動低下がみられる．左室駆出率 55％．

ホルター心電図：総心拍数 12.9万/日

血液検査　　　：UN 25 mg/dL，Cr 1.0 mg/dL，NT-proBNP 490 pg/mL

### ☑ 経過

◆ ジゴキシン 0.125 mg/日を開始するも，効果がみられず，0.25 mg/日に増量した．しかし，それでも動悸が解消しないと患者が訴えたために，ついで，ベラパミル 40 mg を朝夕2回に変更したが，頭痛がするとして変更を希望した．そこでビソプロロール 2.5 mg/日に変更したところ，効果に満足が得られた．しかし，実際は 2.5 mg を1日2回服用していたことがわかり，最終的には 5 mg/日とした．この時点で施行したホルター心電図では，総心拍数は9.5万/日まで減少した．

表19-1 研究対象別のジギタリスのエビデンス

| 対象疾患 | 心不全 | 心不全＋心房細動 | 心房細動 |
|---|---|---|---|
| 死亡率 | —a | —b | ? |
| 入院率 | ↓a | ↓?b | ? |
| 心拍数 | ↓a | ↓a | ↓a |

洞調律の心不全を対象とした研究や，心不全に心房細動を合併した症例を対象とした研究では死亡率に影響はないが，入院率は減少することが示唆されている．心房細動を対象とした場合は，バイアスのかかった観察研究が多く，死亡率や再入院に対する効果は明らかではない．
—：ジギタリスの効果はニュートラル，↓：低下．a：ランダム化試験と観察研究から得られた結果，b：観察研究のみ，?：バイアスの大きい観察研究から得られた結果．
出典：Ziff OJ, et al: BMJ, 351: h4451, 2015.

## 慢性期の心房細動のレートコントロール

◆ 心房細動のレートコントロールはジゴキシンよりβ遮断薬のほうが効果が高く，また，アドヒアランスも高いことが示されている．ただし，高齢者では過度なβ遮断作用を避けるため，低用量にするか（カルベジロール 2.5〜5 mg/日，または，ビソプロロール 1.25〜2.5 mg/日），ベラパミルを使用する．さらに，夜間の過度な徐脈を避けるために，朝と昼に服用してもらう．

◆ ジゴキシンは心不全治療にもレートコントロール治療にも使用されるが，ジゴキシンの有用性は以前より賛否両論がある．最近，ジゴキシンの有用性に関する75研究の400万例・人年のデータを用いたメタ解析が発表された[4]．この研究では，解析に用いた研究がランダム化試験か観察研究か，さらに心不全患者を対象に含むかどうかによって結果が変わることが示された．再入院については，ランダム化試験でも観察研究でもジゴキシンによって有意に減少することが示された．しかし，予後については，ランダム化試験では有意な改善効果はないことが示された（表19-1）．

## 慢性期レートコントロールにおける至適心拍数は？

◆ 日本循環器学会「心房細動治療（薬物）ガイドライン（2013年改訂版）」では，副伝導路のない持続性心房細動あるいは永続性心房細動におけるクラスIの推奨は，β遮断薬（メトプロロール，ビソプロロール，プロプラノロールなど），または，非ジヒドロピリジン系 Ca 拮抗薬（ベラパミル，ジルチアゼム）である．それでは，安静時にどれぐらいの心拍数であれば QOL が保たれ，また，心不全が避けられるのだろうか？

◆ 2010年に発表された RACE II 試験では，緩いレートコントロール（目標：110/分未満）の有効性は，厳格なレートコントロール（目標：80/分未満）と同等で，心拍数の目標達成はより容易であることが示された．しかし，この2群の目標心拍数は開きが大きいので，かえって目標がみえなくなったように思われた．

◆ Kato らは，心不全発症を運動耐容能の低下ととらえて，ベースラインの心拍数と運動耐容能の関連を調べた[5]．その結果，心房細動では80〜100/分において運動耐容能が最も高かった（図19-4）．この研究は RACE II 試験をさらに深めたもので，持続性心房細動あ

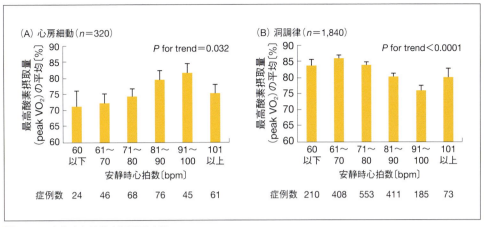

**図19-4 安静時心拍数と運動耐容能**
運動耐容能の評価には最高酸素摂取量(peak VO₂)が使用された．(A)ベースラインの心拍数が70/分以下，あるいは101/分以上では運動耐容能が低い．(B)91/分以上で運動耐容能が低い．徐脈性心房細動と洞性頻脈は運動耐容能が低く，労作やストレスによって心不全に陥りやすいと考えられる．心房細動は洞調律より最高酸素摂取量が低下しているものが多い．

[Kato Y, et al.: Eur J Prev Cardiol, 23: 1429-1436, 2016を一部改変]

るいは永続性心房細動は，数少ないレート治療薬で，80〜100/分にコントロールするのがよいと考えられる．

### こう考える！わたしの秘訣

- β遮断薬は心房細動レートコントロールの第一選択薬である．高齢者ほど，少量から始め，効果をみながら漸増する．高齢者にはカルベジロールを，若い人はビソプロロールを推奨する．血圧低下や，運動耐容能の低下（軽労作で息切れがするなど）に留意する．
- Ca拮抗薬は心房細動レートコントロールの第二選択薬で，心不全には使用しない．β遮断薬に比べてレートコントロール作用が弱く，高齢者では第一選択薬になりうる．ベラパミル各1錠を1日2回（朝昼1回ずつ）の処方とすると，夜間の過度な徐拍効果を避けることができる．ベラパミルはジルチアゼムより効果が弱いと感じる．
- ジギタリスの心房細動レートコントロール効果は低く，心不全を伴う心房細動に使用されることが多い．ただし，腎機能低下に伴い中毒となることがある．有効血中濃度の下限(0.8 ng/dL)以下でも副作用が出ることがあるだけでなく，治療域を下まわる濃度でも有効であることがある．

（渡邉英一）

### ■文献■

1) Nagai R, et al. (J-Land Investigators): Circ J, 77: 908-916, 2013.
2) Bui AL, et al.: Am Heart J, 165: 567-574. e6, 2013.
3) Kirchhof P, et al.: Eur Heart J, 37: 2893-2962, 2016.
4) Ziff OJ, et al.: BMJ, 351: h4451, 2015.
5) Kato Y, et al.: Eur J Prev Cardiol, 23: 1429-1436, 2016.

# V

# 関連疾患に対する薬物治療

# 20 DPP-4阻害薬は，糖尿病血管症の成因の1つであるAGE-RAGE系に作用するか？

## A 症例提示

**患者** 50歳，女性

**主訴** 目のかすみ

**現病歴** 45歳ごろより，検診で軽度の高血糖を指摘されていたが，放置していた．かすみ目を訴え，眼科を受診したところ，単純性網膜症を指摘され，すぐに近医の内科紹介となる．内科で食事療法・運動療法の指導を受けるも，1年経ってもなかなか高血糖が改善されず，当院の外来に紹介される．

**既往歴** 第1子分娩時，巨大児を出産した既往がある．尿路感染症の既往あり．

**家族歴** 母親，母方の叔母が，いずれも2型糖尿病にて内服治療中．

**所見** 身長 155 cm，体重 50 kg，体格指数（BMI）20.8 kg/m$^2$，血圧 128/78 mmHg.

**検査所見**

血液検査 ：空腹時血糖 148 mg/dL, **HbA1c** 7.8%, **Cr** 0.7 mg/dL, **UA** 7.5 mg/dL, **TC** 262 mg/dL, **TG** 146 mg/dL, **HDL-C** 48 mg/dL, 血中C-ペプチド 1.4 ng/mL

尿検査 ：微量アルブミン尿（＋）

心電図 ：負荷心電図 異常なし

## 処方

- リピトール®（アトルバスタチン）10 mg/日
- トラゼンタ®（リナグリプチン）5 mg/日

## 糖尿病と合併症に関する分子基盤

◆ 糖尿病の蔓延は世界的な傾向であり，2017年に国際糖尿病連合（IDF）より発表された最新の「糖尿病アトラス 第8版」によれば，成人の11人に1人が糖尿病で，世界におよそ4億2,500万人の糖尿病患者が存在するとされている．約80兆円，世界の医療費の12%がこの病気に費やされ，1年間に400万もの方々が，糖尿病が原因で亡くなっている．

◆ 糖尿病は，インスリンの分泌障害や標的臓器における作用不全によって慢性の高血糖が引き起こされる代謝疾患群ではあるが，その予後を大きく規定するのは血管合併症である．実際，糖尿病性腎症は1998年以降，新規透析導入の原因疾患の第1位となっており，また，糖尿病患者の約30%が心筋梗塞や脳血管障害などの心血管系のイベントが原因で死亡している．加えて，糖尿病では，老化のプロセスが進行し，心血管系のイベントだけでなく，アルツハイマー病，がん，骨粗鬆症などのさまざまな老年疾患の発症リスクも上がってくることが明らかにされてきている．

◆ そして，これら疾患の発症および進展に共通する分子基盤に，終末糖化産物（advanced glycation end products，以下 AGE と記す）の形成亢進や蓄積がかかわっていることが推定されている[1,2]．事実，AGE 化したタンパク質はその機能が劣化するだけではなく，細胞表面に存在する AGE 受容体である RAGE（receptor for AGE）によって認識され，臓器障害を引き起こす．

◆ 本章では，DPP-4 阻害薬の多面的効果を AGE-RAGE 系阻害の点から解説する．

## B DPP-4阻害薬の作用とAGE-RAGE系

### ☑ DPP-4阻害薬

◆ インクレチンは，糖や脂質により消化管から放出され，インスリンの分泌を高める作用をもつ消化管ホルモンである．インクレチンには，上部小腸の K 細胞から分泌される GIP（gastric inhibitory polypeptide，または glucose-dependent insulinotropic polypeptide）と下部小腸の L 細胞から分泌される GLP-1（glucagon-like peptide-1）とがある[3]．

◆ GLP-1は，血糖値に依存してインスリンの分泌を促進させるだけではなく，2型糖尿病でしばしば認められるグルカゴンの過剰分泌を抑える（図20-1）．さらに GLP-1には，胃排出時間を遅延させ，食欲を抑制する作用もある．そのため，GLP-1は2型糖尿病の治療標的ホルモンだと考えられる．

◆ しかしながら，GLP-1そのものは，生体内で DPP-4（dipeptidyl-peptidase Ⅳ）により，すみやかに分解されるため，その半減期はきわめて短い．したがって，DPP-4阻害薬は，GLP-1などのインクレチンレベルを高め，グルコース依存的にインスリン分泌を促進させて血糖を降下させるタイプの経口糖尿病薬だといえる．さらに，DPP-4阻害薬は単剤では

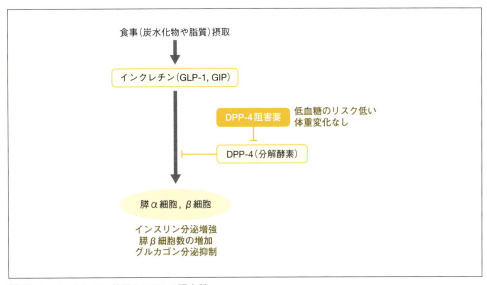

図20-1 インクレチン効果とDPP-4阻害薬

## V. 関連疾患に対する薬物治療

低血糖を起こしにくく，体重を増加させることなく，食後の高血糖の管理にも優れているため，わが国で最も多く使用されている経口糖尿病薬でもある．

### ☑ 糖尿病血管症への AGE-RAGE 系の関与

◆ DCCT 試験の登録患者を長期にわたってフォローアップした DCCT/EDIC 研究によれば，1型糖尿病患者の初期6.5年間の血糖コントロールが不良であると，その後に血糖コントロールの改善が図られても，血管合併症の進行を十分には抑えられないことが明らかにされている．実際，DCCT 期間中に血糖コントロールが不十分であった通常療法群では，初期からの血糖コントロールが図られた強化療法群に比して，DCCT 終了後14〜18年にわたり，糖尿病性腎症を含めた細小血管症の進展リスクが高く，11年後の心血管イベント，死亡のリスクも2倍以上となることが報告されている[1]．さらに最近になり，その効果は27年間にも及ぶことが明らかにされた．

◆ また，2型糖尿病患者を対象にした UKPDS 80研究でも，初期からの厳格な血糖管理が長期にわたり血管合併症に対して抑制的に作用し，いわゆる遺産効果（legacy effect）を及ぼすことが示されている[1]．これらの事実は，糖尿病患者においては，ある程度の期間高血糖に曝露されてしまうと，生体がそれを「高血糖のつけ・借金」として記憶してしまい，その後に血糖コントロールを行っても，かならずしも血管合併症の進展が抑えられないことを示唆している．

◆ グルコースなどの還元糖は，タンパク質や，脂質，核酸のアミノ基と非酵素的に反応して，シッフ塩基，アマドリ化合物を形成する．その後この反応は緩徐にではあるが，不可逆的な脱水と縮合反応を繰り返し，特有の蛍光をもつ黄褐色の物質，AGE を形成するに至る．

◆ AGE は，血糖コントロールの程度とその持続期間により不可逆的に生体内で生成，蓄積され，一度形成されるときわめてゆっくりにしか代謝されないため，「高血糖の記憶」という現象を最もよく説明できる物質だといえる[1]（図20-2）．さらに，AGE そのものにより受容体である RAGE の発現が亢進することも報告されている[3]（図20-3）．ひとたび生体内で形成されるとなかなか代謝されず組織に長くとどまる AGE と，AGE により持続的

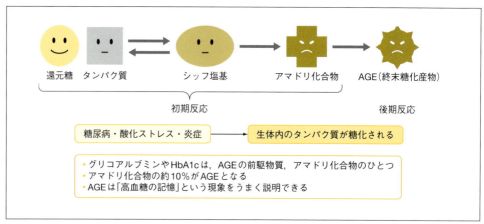

図20-2　AGEの生成過程

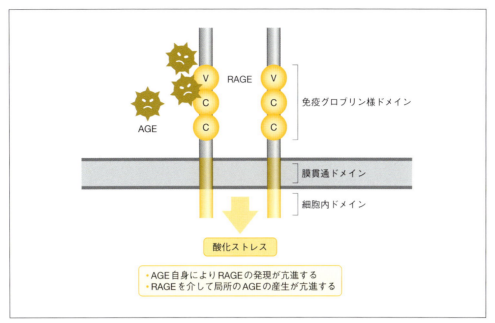

**図20-3** RAGE (receptor for AGE)
AGE-RAGE系の活性化は，悪循環系を形成する．

に発現が誘導されるRAGEとの悪循環系が，長期にわたる高血糖の記憶を形づくっていることが予想される．

## ☑ DPP-4阻害薬やGLP-1アナログの抗AGE-RAGE作用

◆ 筆者らはこれまでに，①血管内皮細胞にGLP-1とGIPに対する受容体が存在し，GLP-1が内皮細胞におけるRAGEの発現を低下させること，②GLP-1が，AGEによる酸化ストレスの産生，RAGEの誘導と，それに引き続くVCAM-1の発現誘導を抑えること，③GLP-1受容体の発現をsiRNAでノックダウンさせると，GLP-1のAGEに対する作用が消失する一方，サイクリックAMP (cAMP) のアナログにGLP-1と同様なAGE-RAGE抑制効果があること，④GIPにも，GLP-1と同様にAGEによるRAGEの発現誘導と酸化ストレス産生，VCAM-1やPAI-1の遺伝子誘導を抑える作用があること，⑤DPP-4阻害薬が低用量のGLP-1の作用を増強し，AGE-RAGEによる酸化ストレスの産生誘導と内皮型一酸化窒素合成酵素 (NOS) の発現低下を抑えること，⑥メサンギウム細胞においても，GLP-1がbasal levelのRAGEの発現を抑制し，GLP-1受容体に対するsiRNA (GLP-1受容体のノックダウン) でその作用がキャンセルされる一方，cAMPのアナログで模倣されること，⑦GLP-1が，メサンギウム細胞におけるAGEによる酸化ストレス産生とMCP-1の誘導を抑え，これらGLP-1の作用がGLP-1受容体の発現を抑えることで消失することなどを見いだしてきた[3]．したがって，GLP-1は，内皮細胞や腎メサンギウム細胞に存在するGLP-1受容体を介して細胞内のcAMPの濃度を高め，NADPHオキシダーゼによる酸化ストレス産生を抑えることでAGE-RAGE系を抑制することが予想される．

◆ さらに筆者らは，腎尿細管細胞においても，⑧GLP-1がGLP-1受容体を介して作用しAGE-RAGE-酸化ストレス系をブロックして，NOS阻害物質であるADMA (asymmetric dimethylarginine)の産生を抑えること，⑨1型糖尿病モデル動物においても，GLP-1アナログであるエキセンジン-4の腹腔内持続投与により，腎臓におけるRAGE発現，酸化ストレスやADMA産生が低下し炎症反応が抑制されることで，アルブミン尿が軽減し，腎糸球体領域へのマクロファージの浸潤や糸球体硬化病変が抑えられることを明らかにしてきた．加えて，⑩DPP-4の酵素欠損動物では，AGE-RAGE系の活性化が抑えられ，糖尿病性腎症が進展しにくいこと，⑪糖尿病のモデル動物にDPP-4阻害薬を投与することで，大動脈におけるAGEの蓄積とRAGEの発現誘導，NADPHオキシダーゼの膜コンポーネントであるp22$^{phox}$とgp91$^{phox}$の発現亢進と酸化ストレス産生，および，それに引き続くNF-$\kappa$Bの活性化とMCP-1，VCAM-1の誘導がすべて抑えられることも報告されてきている．

- また，AGE-RAGE系とDPP-4産生系とのあいだにクロストークが存在することが推定されている．実際，⑫AGE-RAGE-酸化ストレス系の活性化が膜型DPP-4を切断し，可溶型DPP-4がマンノース6-リン酸／IGF-2受容体を介して血管細胞に作用し，酸化ストレスやRAGEの発現上昇をきたすこと，⑬AGE-RAGE-酸化ストレス系による内皮細胞での炎症反応が，一部DPP-4阻害薬で抑えられること，⑭臨床的に血中AGEレベルとDPP-4レベルとが正に相関すること，⑮1型糖尿病モデル動物にDPP-4阻害薬を投与することで，AGE-RAGE系とDPP-4とのクロストークがブロックされ，糖尿病性腎症の進展が抑えられることが示されている．さらに，⑯2型糖尿病患者にDPP-4阻害薬を12週間投与することで，血中のAGEレベル，組織のRAGEの発現量を反映する可溶型RAGE（sRAGE）が低下し，アルブミン尿が軽減することも明らかにされている[4]．

## ☑ DPP-4阻害薬はAGE-RAGE系に作用するか？

- 血中のAGEレベルが高値である症例ほど，内皮機能障害や血管のstiffness，左室の拡張機能障害が重篤で，動脈硬化巣のプラークの炎症も顕著であること，また，糖尿病患者において血中のAGEやsRAGEレベルが，ほかの冠危険因子とは独立して将来の心血管イベントや死を予測するバイオマーカーとなりうることが報告されている[5〜8]．DPP-4阻害薬がAGE-RAGE系を抑え，心血管イベント阻止に働くかどうか，今後の大規模臨床研究の結果に期待を寄せたい．

## C 他の経口糖尿病薬との使い分け，ならびにDPP-4阻害薬間の違い

- 本症例は，家族歴が濃厚な非肥満2型糖尿病患者で，内因性のインスリン分泌能が若干低下しているケースである．インスリン抵抗性が顕著でないことから，インスリン分泌を促進させるような経口糖尿病薬が望ましい．さらに本症例では，潜在的な腎機能の低下も疑われる．そのため，低血糖のリスクをできるだけ回避していくという観点からも，スルホニル尿素薬（SU薬）やグリニド薬ではなく，DPP-4阻害薬を選択したい．

- DPP-4阻害薬のなかでは，トラゼンタ®（リナグリプチン）が唯一胆汁排泄型で，いかなる腎機能障害の患者にも投与量を変更することなく使用できる．また，トラゼンタ®にはアロマロック構造を介してキサンチンオキシダーゼの活性を阻害し，尿酸を低下させる効果が報告されている[9]．この抗酸化作用により，AGE-RAGE系をより強く阻害できる可能性も推定され，網膜症と腎症を抱えた本症例に最も適したDPP-4阻害薬だと考えられる．

20. DPP-4 阻害薬は，糖尿病血管症の成因の 1 つである AGE-RAGE 系に作用するか？

**こう考える！ わたしの秘訣**

- 糖尿病患者では，大小血管合併症阻止を念頭に置いた治療が必要．
- まずは，低血糖や肥満を起こさない経口糖尿病治療薬を選択すべきである．
- AGE-RAGE 系の阻害が，糖尿病血管合併症の治療標的のひとつとなる．

（山岸昌一）

### 文 献

1) Yamagishi S, et al.: J Diabetes, 9: 141-148, 2017.
2) Yamagishi S and Matsui T: Nutrition, 32: 157-165, 2016.
3) Yamagishi S, et al.: Cardiovasc Diabetol, 14: 2, 2015.
4) Sakata K, et al.: Diabetes Metab Res Rev, 29: 624-630, 2013.
5) Kajikawa M, et al.: Diabetes Care, 38: 119-125, 2015.
6) Tahara N, et al.: Diabetes Care, 35: 2618-2625, 2012.
7) Nin JW, et al.: Diabetes Care, 34: 442-447, 2011.
8) Nin JW, et al.: Diabetes, 59: 2027-2032, 2010.
9) Yamagishi S, et al.: Int J Cardiol, 176: 550-552, 2014.

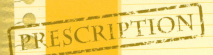

# 21 SGLT2阻害薬は2型糖尿病を合併した循環器疾患患者の救世主になれるか？

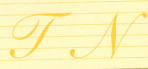

## A 症例提示

**患者** 67歳，男性

**現病歴** 1年前に心筋梗塞を発症し，ステント治療を受けた際に，未治療の糖尿病（HbA1c 7.9％）が見つかったため，DPP-4阻害薬による治療が開始された．食事療法・運動療法も並行して実施されているが，HbA1cは7.4％と血糖コントロールが悪く，体重増加傾向などがあり，投薬の追加が検討されている．

**既往歴** 心筋梗塞，糖尿病，高血圧，慢性心不全

**検査所見** 血圧 145/86 mmHg，身長 165 cm，体重 73 kg．空腹時血糖 142 mg/dL，HbA1c 7.4％，LDL-C 93 mg/dL，HDL-C 41 mg/dL，TG 138 mg/dL，UA 7.5 mg/dL，eGFR 57.4 mL/分/1.73 m$^2$，NT-proBNP 483 pg/mL，LVEF 41％（前壁梗塞後）

**現在の内服薬** 抗血小板薬，アンジオテンシンⅡ受容体遮断薬（ARB），スタチン，β遮断薬，DPP-4阻害薬

### ☑ 本症例の治療方針

◆ 慢性心不全を合併した心筋梗塞の二次予防症例である．脂質はスタチンにより比較的コントロールされているが，体重，血圧，HbA1c，尿酸値などには介入の余地がある．また，LVEFやNT-proBNPの値から，合併する心不全の増悪・進展予防も必要である．さらに，慢性腎臓病（CKD）の疑いもあることから，腎保護の観点も必要である．以上より，糖尿病治療薬の追加には，各種リスク因子に対する改善効果，および心・腎保護を含めた包括的な心血管保護作用が期待されるSGLT2阻害薬を選択したい．

### ☑ 処方

・ジャディアンス®（エンパグリフロジン）10 mg/日，もしくはカナグル®（カナグリフロジン）100 mg/日

## B 今なぜSGLT2阻害薬が注目されているのか？

### ☑ 糖尿病治療薬と心血管疾患

◆ 2型糖尿病は，インスリン抵抗性を基盤とするメタボリックシンドロームにおいて中心的な役割を果たしている．その結果，動脈硬化を惹起し，心血管疾患の発症および進展，さらには生命予後の短縮などに連続的に関与している．そこで，食事療法・運動療法や薬物治療の介入などにより血糖値を低下させることが，まずは糖尿病治療の中心となる．

◆ しかし，過去の研究では，厳格な血糖低下療法は細小血管障害の発症抑制にはつながるものの，大血管障害をはじめとした心血管アウトカムの改善に十分なエビデンスをもつ糖尿病治療薬はなかったといっても過言ではない．むしろ，一部の糖尿病治療薬により心血管リスクの増大が懸念された事例を受け，2008年から欧米では，新規の糖尿病治療薬の承認に際して心血管系への安全性を評価するアウトカム試験の実施が義務づけられるに至った．

◆ 現在，わが国で最も頻繁に用いられている糖尿病治療薬である DPP-4 阻害薬においても，プラセボとの非劣性が複数の大規模試験により証明されたものの，やはり優越性を示すには至らなかった．つまり，心血管予後改善のためには，単一の薬剤介入のみでは不十分であり，安全かつ効果的な血糖コントロールに加え，Steno-2 試験で示されている肥満や運動不足，高血圧，脂質異常症などに対する包括的な管理を行うことが最も有用な手法であることが通説とされている．

## ✅ SGLT2阻害薬

◆ SGLT2 阻害薬は，近位尿細管での主要な糖再吸収機構である SGLT2 を選択的に阻害し，尿糖排泄を増加させ，インスリン非依存的に血糖を低下させる，従来の薬剤とはまったく異なる作用機序をもつ血糖降下薬である．糖毒性の解除と同時に，ナトリウム／糖利尿による体重減少や血圧低下，血清尿酸値の低下，さらには内臓脂肪減少などの複合的な代謝作用によりきわめて多彩な効果を発揮する薬剤であるとされている（図21-1）．これらの多面的な薬理作用は，まさに Steno-2 試験で示された包括的な介入を彷彿とさせるものであり，従来の糖尿病治療薬では達成し得なかった心血管保護作用が強く期待されている．

## ✅ EMPA-REG OUTCOME試験

◆ 2015年に公表された EMPA-REG OUTCOME 試験も，米国食品医薬品局(FDA)の承認を得るための心血管アウトカム試験であった．心血管疾患をすでに有する高リスクの2型糖尿病

| ヘモダイナミック効果 ("natriuresis") | | | | メタボリック効果 ("glycosuria") | | | | |
|---|---|---|---|---|---|---|---|---|
| 心血管系 | | 腎 | | 血糖 | | 非血糖 | | エネルギー |
| 血漿流量 ↓ | | TGF ↑ | | HbA1c ↓ | | 体重 ↓ | | 基質シフト ↑ |
| 血圧 ↓ | | 糸球体過剰濾過 ↓ | | インスリン ↓ | | 中性脂肪 ↓ | | ケトン体 ↑ |
| 脈圧 ↓ | | 糸球体内圧 ↓ | | 糖毒性 ↓ | | 脂肪量 ↓ | | |
| 心筋酸素需要 ↓ | | | | | | 尿酸 ↓ | | |
| Arterial stiffness ↓ | | | | | | | | |
| 交感神経活性 ↓ | | | | | | | | |
| | | | | インスリン抵抗性 ↓ | | | | |
| | | | | 炎症 ↓ | | | | |
| | | | | 酸化ストレス ↓ | | | | |
| 心不全 ↓ | | eGFR → | | | | | | ミトコンドリア ↑(?) |
| 心血管死 ↓ | | 蛋白尿 ↓ | | | | | | 機能 |
| 不整脈 ↓(?) | | 腎症 ↓ | | 血管内皮機能 ↑(?) | | | | 心/腎保護 ↑(?) |
| 総死亡 ↓ | | 腎イベント ↓ | | 動脈硬化 ↓(?) | | | | |

図21-1　SGLT2阻害薬に推定される心血管系への多面的な作用

［田中敦史：CLINIC magazine 2月号, p.9-13, クリニックマガジン, 2017を一部改変］

Ⅴ．関連疾患に対する薬物治療

　患者7,020人が登録され（ベースラインのHbA1cは8.1％），プラセボ群，エンパグリフロジン10 mg/日群，または25 mg/日群に無作為に分けられ，中央値で3.1年の観察が実施された．

◆ その結果，エンパグリフロジンにより，主要評価項目である3P-MACE（心血管死，非致死性心筋梗塞，非致死性脳卒中）は14％の有意な減少が認められた．また，副次評価項目である心血管死のリスクにおいては38％，総死亡では32％，さらに，心不全入院のリスクでは35％，それぞれ有意に減少させた．これらの結果が示されたことにより，糖尿病専門医のみならず，心血管ハイリスク糖尿病患者に接する機会が多い循環器内科医にも，糖尿病治療，さらには循環器疾患への治療応用に大きなパラダイムシフトがもたらされたことは記憶に新しい．

◆ 本試験においてとくに注目すべき点として，以下のものがあげられる．
　①糖尿病治療薬の大規模試験で初めての心血管アウトカムの著明な改善
　②早期からの心不全入院抑制効果
　③スタチンやレニン・アンジオテンシン系阻害薬（RAS阻害薬）を高頻度に投与されている集団においてもなお認められた予後改善効果
　④心血管アウトカムの改善に加え，顕著な腎アウトカムの改善（詳細なメカニズムは他の書籍に譲るが，この作用は他剤にはなく，本剤にきわめて特徴的な作用と思われる）

## C　SGLT2阻害薬が最適な患者像とは？

### ☑ サブグループ解析より

◆ 本剤の薬理作用を鑑みると，当初は欧米を中心とした若年・中年の高度肥満症例が最適な患者像と想定されていた．しかし，EMPA-REG OUTCOME試験のサブグループ解析からは，65歳以上，アジア人，BMI 30 kg/m² 未満の集団において，より有効性が大きいことが明らかとなり，想定とやや乖離した結果であった．

◆ さらに，日本人を含むアジア人は，欧米人と遺伝的な面も含め疾病構造などが異なることが従来知られているが，アジア人を対象としたサブグループ解析においても同様に有効性が認められた．つまり，SGLT2阻害薬はアジア人においても有効である可能性が高く，今後わが国での使用頻度が大きく増加する可能性を秘めている．

### ☑ ほかの薬剤との相性は？

**1）糖尿病治療薬**

◆ インスリン依存的な糖尿病治療薬では，体重増加や低血糖のリスクが高いことが知られている．そのため，SGLT2阻害薬の体重減少効果により，他剤による体重への影響は相殺できる可能性がある．とくに，アクトス®（ピオグリタゾン）は優れたインスリン抵抗性改善作用や抗動脈硬化作用を有しているが，その反面，浮腫や心不全増悪などが懸念されるため，アクトス®との併用は相乗的な心血管アウトカム改善作用も期待される．

◆ 当然，他剤との併用時には低血糖を避けるべく適切な用量調節が必要であるが，メトホル

ミンや DPP-4 阻害薬などとは比較的安全に併用できると思われる．そもそも，欧米での糖尿病治療薬の第一選択はメトホルミンであるが，近年の臨床試験の結果をもとに考えると，心血管ハイリスク糖尿病患者における心血管・腎保護の観点からは，SGLT2 阻害薬が第一選択薬となる可能性が十分に考えられる．

### 2）非糖尿病治療薬

◆ 心血管疾患を有する症例においては，RAS 阻害薬やスタチンなどの循環器系関連薬剤の有用性はすでに十分に確立しているが，SGLT2 阻害薬との併用で臨床的に問題になるのは利尿薬についてである．EMPA-REG OUTCOME 試験には利尿薬を併用している症例も多く登録されていたが，ミネラルコルチコイド受容体拮抗薬（MR 拮抗薬）併用群において心不全入院＋心血管死が増加傾向にあった．その詳細な機序は不明であるが，やはり，一般的には利尿薬併用時の脱水の有無には十分な配慮が必要であり，必要に応じた利尿薬の用量調整が望ましい．そこは利尿薬に接する機会が多い循環器科医の腕の見せどころであろう．また，SGLT2 阻害薬により血圧や脂質，尿酸値などの改善が期待されるため，それらに対する個別の薬剤の減量・中止が可能な症例にもしばしば遭遇する．

◆ 以上のように，心血管疾患を合併，もしくは心血管リスクの高い糖尿病患者においては，その適応を十分考慮したうえで，積極的に SGLT2 阻害薬を選択していくことが，目の前の患者の予後を大きく改善させることにつながるであろうし，われわれの薬剤の選択ひとつで患者の予後が大きく左右される可能性もある．

## ☑ 逆に使いにくい症例は？（有害事象も含めて）

◆ SGLT2 阻害薬には，その薬理作用ゆえに，特徴的な有害事象が知られている．とくに，尿路・性器感染症や，脱水，さらにはサルコペニアなどのリスクが高い症例においては，リスクとベネフィットを十分に吟味したうえでの薬剤選択が求められるのはいうまでもない．

◆ また，後述する CANVAS Program（高い心血管リスクを有する 2 型糖尿病患者におけるカナグリフロジンの有効性および安全性を評価）において，カナグリフロジン投与により下肢切断リスクが上昇したことが最近報告され，そのリスク因子として下肢切断や末梢血管障害の既往が同定されている．しかし，ほかの SGLT2 阻害薬では，現在のところ同様の事象は報告されておらず，そのメカニズムも含め，今後も議論が必要である．そもそも，糖尿病患者である時点で，末梢神経障害や皮膚潰瘍などにより下肢切断の高リスク群であるため，いずれの薬剤を用いたとしてもそのような兆候に注意を払うことが何よりも重要であろう．

## D まだわかっていないことは？

## ☑ クラスエフェクト？

◆ EMPA-REG OUTCOME 試験（エンパグリフロジン）に次いで，2017年に報告された CANVAS Program（カナグリフロジン）においても，おおむね同様の心血管アウトカムの改善作用が報告されたことから，それらの効果が SGLT2 阻害薬のクラスエフェクトである可能性は高くなってきている．しかし CANVAS Program を詳しくみてみると，心血管死には低下

V. 関連疾患に対する薬物治療

傾向が認められたものの，有意な抑制効果は証明されなかった．この結果に至った正確な理由は不明であるが，心血管死を含む3P-MACEにおいて，心血管疾患の既往を有さない一次予防のサブグループでは，カナグリフロジンの有効性が乏しかったことからも，対象患者の違いがこの結果の違いに起因した可能性も考えられる．つまり，現時点では，二次予防の糖尿病患者においては，一貫したSGLT2阻害薬の有効性が証明された結果とも考えられる．

◆ 残る主要なSGLT2阻害薬であるダパグリフロジンに関しては，現在，大規模アウトカム試験（DECLARE試験）が進行中であり，その結果は2019年ごろに報告される見とおしである．なお，現時点で利用可能なデータを用いたメタ解析では，おおむねSGLT2阻害薬による心血管アウトカムに対する良好な効果がクラスエフェクトであることが示唆されている．しかし，プラセボ群との比較データのみを用いたメタ解析では，かならずしもクラスエフェクトではないとの報告もされており，薬剤間の差異が何に起因しているのかは明らかになっていない．いずれにせよ，このクラスエフェクトに関する結論を出すには，後続する大規模試験を待つと同時に，そのほかの関連するエビデンスの集積を待つ必要があるだろう．

## ☑ メカニズムは？

◆ SGLT2阻害薬が心血管アウトカムを改善したそのメカニズムについては，いまだ全容が明らかになっていない．動物実験などから組織や臓器などへの理論上の効果は推定されるものの，大規模アウトカム試験では詳細なメカニズムの検証までは実施されていないのが現状である．

◆ しかし，そのメカニズムを解明するうえでのヒントとして，EMPA-REG OUTCOME試験でみられた，投与開始後まもなくして認められた心不全入院の抑制効果や，その後もその効果がさらに拡大していたことがあげられる．さらには，SGLT2阻害薬がもつ基本的な薬理学的作用にも照らし合わせて考えると，"ナトリウム利尿（natriuresis）"と"糖利尿（glycosuria）"の両者が引き金となり，それらからそれぞれ派生した複数の作用経路が，時間軸により程度の差こそあるものの，同時多発的かつ複合的に作用したと考えることができる（図21-2）．つまり，natriuresisによる前負荷・後負荷の減少に伴い，血圧や心筋酸素

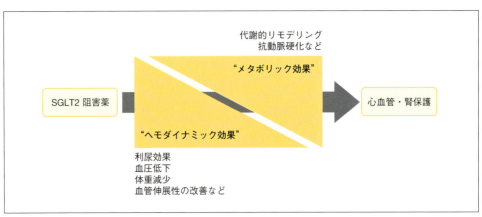

図21-2　ヘモダイナミック効果とメタボリック効果による時間軸に沿った相乗効果のイメージ

需要の低下といったヘモダイナミックな効果が投与開始直後の急性期から出現するほか，glycosuriaによる糖毒性の解除・インスリン抵抗性の解除などがさまざまな代謝的リモデリングを徐々に誘導し，心血管アウトカムの改善につながったと考えられる．

◆ また，興味深いことに，EMPA-REG OUTCOME試験では，エンパグリフロジンによる心血管死の抑制効果は，ベースラインのHbA1cや試験中のHbA1cの変化とは独立して認められており，心血管系に対しては血糖コントロールと独立した保護作用をもつことが推定されている．

## ☑ 抗動脈硬化作用？

◆ EMPA-REG OUTCOME試験でもCANVAS Programにおいても，心筋梗塞や脳卒中など個別の大血管障害の発症に関しては，有意な抑制効果は認められなかった．なお，一部に脱水などを契機として脳卒中のリスクが上昇することが懸念されたが，その後の解析により，SGLT2阻害薬による脳卒中のリスク増大は否定された．つまり，SGLT2阻害薬の臨床レベルにおける抗動脈硬化作用については，いまだ十分な見解が得られていない．その理由として，大血管疾患への影響を計るには現行のアウトカム試験の試験期間は短すぎるのかもしれない．

◆ また，SGLT2阻害薬が動脈硬化に対してどのように作用したかを評価するためには，疾病の発症の有無のみでは不十分であり，大血管疾患の主要な中間マーカーである冠動脈石灰化スコアや，頸動脈IMT（intima-media thickness），血管内皮機能など，さまざまな指標に対して個別に評価することにより，初めて明らかになるものであろう．

## ☑ 心不全に対する有効性は？

◆ EMPA-REG OUTCOME試験やCANVAS Programの結果から，糖尿病患者における心不全の合併に大きな注目が集まっている．心不全は，従来は見過ごされてきた糖尿病合併症であるが，その頻度は予想以上に高く，予想以上に予後が悪い．しかし，糖尿病と心不全を合併した症例に対する明確な治療ガイドラインはいまだ示されておらず，両試験で示された，エンパグリフロジンおよびカナグリフロジンの心不全に対する効果は今後の大きな試金石となるであろう．

◆ しかし実際には，いずれの試験においても試験登録時に心不全を有していた症例は全体の10〜15％程度に過ぎず，心不全そのものに対する「治療」効果というよりも，HFpEFやStageA/B症例などの，いわゆる"隠れ心不全"に対して心不全の「予防」効果があったと推定される．

◆ SGLT2阻害薬の心不全治療効果については，やはり，心不全を合併した糖尿病症例において，心機能指標やバイオマーカーなど心不全の観点からの検証が必要である．実際に，そのような臨床試験も多く進行しており，心不全に対するSGLT2阻害薬の効果がさらに明らかになると期待される．

## ☑ 糖尿病治療薬としてのGeneralization？

◆ ここまで心血管アウトカム試験の結果を中心にSGLT2阻害薬の可能性について述べてき

V. 関連疾患に対する薬物治療

たが，それらのアウトカム試験では，早期に結果を出すことが求められるため，被験者の多くは二次予防症例であった．では，一次予防症例における効果はどうであろうか？

◆ 新規にSGLT2阻害薬を処方された症例を集めた欧米の前向きコホート研究（CVD-REAL試験）では，他剤と比べて，心血管死や心不全入院の顕著な抑制効果がやはり認められている．また，SGLT2阻害薬には脂肪肝や非アルコール性脂肪肝炎（NASH）に対する効果も指摘されており，糖尿病治療薬でありながら，その範疇にとどまらないドラッグリポジショニングの急先鋒として，他分野・多臓器における有用性も期待されている．

## ✓ SGLT2阻害薬のこれから

◆ 近年の大規模アウトカム試験が，循環器科医の糖尿病治療への関心を飛躍的に増大させたのは疑いもない事実である．すでに，関連する欧米の診療ガイドラインでは，SGLT2阻害薬の記載が散見されるようになってきており，今後，わが国でも同様に，糖尿病・循環器診療に大きな変化が訪れることも期待させる．そのなかで，とくに高リスク糖尿病患者に接する機会が多いわれわれ循環器内科医が，SGLT2阻害薬の今後の動向の大きな鍵を握っている．SGLT2阻害薬を必要とする症例へ適切に使用することにより，糖尿病患者の心血管アウトカムを改善させ，健康寿命を延伸することができるよう，SGLT2阻害薬の幅広いエビデンスがさらに蓄積することを期待している．

> **こう考える！わたしの秘訣**
> 
> ・SGLT2阻害薬は，心血管疾患の既往を有するハイリスク糖尿病患者において，高い有効性・安全性が証明されており，第一選択薬となりうる．
> ・とくに心不全入院の予防効果に優れており，ほかの糖尿病治療薬とは一線を画した効果を有している．
> ・今後はSGLT2阻害薬の心血管系に対する詳細な作用メカニズムに関するエビデンスの蓄積に期待したい．

（田中敦史　　野出孝一）

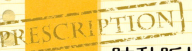

# 22 肺動脈性肺高血圧症治療における皮下注／静注プロスタサイクリン製剤導入のタイミングは？

## A 症例提示

**患者** 31歳，女性
**診断名** 遺伝性肺動脈性肺高血圧症
**主訴** 労作時呼吸困難
**現病歴** これまでに定期検診などで異常を指摘されたことはなかった．当科受診の1年前（X-1年）の8月ごろより，労作時の息切れを自覚していたが，経過観察していた．同年9月ごろより，症状は緩徐に増悪傾向にあった．X-1年12月中旬に感冒のため近医を受診した際に，息切れの症状も訴えたところ，胸部X線撮影を施行され，心拡大を認めたため，精査を勧められた．他院循環器内科を紹介受診し，心エコー上で推定右室圧61 mmHgと肺高血圧が疑われ，患者の母も特発性肺動脈性肺高血圧症（IPAH）と診断されていたことから，遺伝性肺動脈性肺高血圧症（HPAH）疑いにて，X年1月に当科紹介受診となった．精査加療目的でX年2月に当科第1回入院．
**所見** 身長156 cm，体重58 kg，意識清明，体温36.4℃，脈拍92/分・整，血圧106/74 mmHg，酸素飽和度96%（室内気），WHO肺高血圧症機能分類Ⅲ度．頭頸部：頸静脈怒張（＋），眼瞼結膜貧血なし，甲状腺腫大なし，圧痛なし．胸部：心音 Ⅰ→Ⅱ↑（Ⅱ音分裂）Ⅲ（−）Ⅳ（−），心雑音 明確な心雑音聴取せず．その他：軽度両下腿浮腫あり．
**既往歴** 特記事項なし，妊娠・出産歴なし
**生活歴** 飲酒・喫煙なし
**家族歴** 母親が32歳でIPAHを発症し，35歳で死亡．
**入院時血液検査所見**
血算 ：WBC 10,100/μL，RBC 472×10⁴/μL，Hb 15.7 g/dL，Plt 25.4×10⁴/μL
生化学 ：TP 5.1 g/dL，Alb 3.7 g/dL，AST 25 U/L，ALT 42 U/L，LDH 211 U/L，ALP 91 U/L，γ-GTP 55 U/L，T-Bil 0.9 mg/dL，BUN 14.5 mg/dL，Cr 0.87 mg/dL，Na 140 mEq/L，K 4.5 mEq/L，Cl 106 mEq/L，UA 7.3 mg/dL，CK 61 U/L，BNP 243.8 pg/mL
血清・免疫：CRP 0.06 mg/dL，IgA 136 mg/dL，IgG 816 mg/dL，IgM 98 mg/dL，CH$_{50}$ 55.9 U/mL，C$_3$ 97 mg/dL，C$_4$ 20 mg/dL，抗核抗体 陰性
凝固 ：PT-INR 0.94，APTT 28.8秒，Fib 270 mg/dL，D-dimer 0.5 μg/mL以下

## 検査所見

1）心電図
◆ 12誘導心電図では，正常洞調律，心拍数84 bpm，右軸偏位（137度），Ⅱ，Ⅲ，aV$_F$，V$_1$〜V$_5$誘導でT波陰転化（図22-1 A）

Ⅴ．関連疾患に対する薬物治療

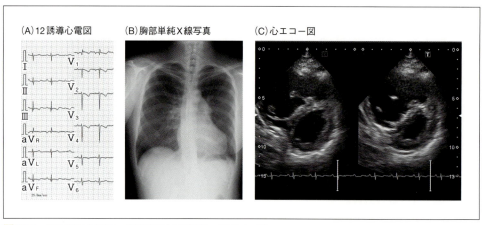

図22-1 初診時の心電図，胸部単純X線写真，心エコー図

### 2）胸部単純 X 線
- CTR 47.7％，右左第2弓突出，肺野に特記すべき異常を認めず（図22-1 B）．

### 3）呼吸機能検査
- ％VC 94.1％，1秒率 83.5％，％$DL_{CO}$ 78.3％

### 4）胸部造影 CT 検査
- 肺動脈内に明らかな血栓像を認めず．肺野に特記すべき異常を認めない．

### 5）肺血流シンチグラム
- 明らかな区域性の血流低下を認めず．

### 6）心エコー検査
- 左室拡張／収縮末期径＝35／23 mm，左室駆出率（LVEF）64％，推定右室収縮期圧（RVSP）102 mmHg，心室中隔は拡張期・収縮期とも右室に圧排されて扁平化（図22-1 C），三尖弁輪収縮期移動距離（TAPSE）15 mm，心囊液なし

### 7）運動負荷試験
- 6分間歩行距離 450 m，心肺機能検査：嫌気性代謝閾値 10.4 mL/kg/分（正常対照の64％），最大酸素摂取量（peak $VO_2$）14.7 mL/kg/分（正常対照の55％）

### 8）右心カテーテル検査
- 心拍数 79 bpm，右房圧 8 mmHg，肺動脈圧 76／33／50 mmHg，肺動脈楔入圧 7 mmHg，心拍出量 2.68 L/分（心係数 1.69 L/分/m²），混合静脈血酸素飽和度（$SvO_2$）66.1％，肺血管抵抗 1,284 dyne・sec/cm$^5$

## ☑ 鑑別診断とその後の経過

### 1）診断
- 肺高血圧症（PH）は表22-1のように分類されるが，本症例では前述の検査所見から2〜5群

表22-1 肺高血圧症臨床分類

| 1群. 肺動脈性肺高血圧症(PAH) | 3群. 肺疾患および/または低酸素血症による肺高血圧症 |
|---|---|
| 1. 特発性肺動脈性肺高血圧症(idiopathic PAH, IPAH)<br>2. 遺伝性肺動脈性肺高血圧症(heritable PAH, HPAH)<br>  2.1. *BMPR2*<br>  2.2. *ALK-1, endoglin, SMAD9, CAV1, KCNK3*<br>  2.3. 不明<br>3. 薬物・毒物誘発性肺動脈性肺高血圧症<br>4. 疾患に関連した肺動脈性肺高血圧症<br>  4.1. 膠原病<br>  4.2. HIV感染<br>  4.3. 門脈圧亢進症<br>  4.4. 先天性心疾患<br>  4.5. 住血吸虫症 | 1. 慢性閉塞性肺疾患(COPD)<br>2. 間質性肺疾患<br>3. 拘束性と閉塞性が混合する他の肺疾患<br>4. 睡眠時呼吸障害<br>5. 肺胞低換気症候群<br>6. 高高度への慢性的な曝露<br>7. 肺の発育障害 |
| **1'群. 肺静脈閉塞性疾患(PVOD)および/または肺毛細管腫症(PCH)** | **4群. 慢性血栓塞栓性肺高血圧症(CTEPH)** |
| | **5群. 特定されていない多因子の機序による肺高血圧症** |
| **1''群. 新生児遷延性肺高血圧症(PPHN)** | 1. 血液疾患(慢性溶血性貧血, 骨髄増殖性疾患, 脾摘出)<br>2. 全身疾患(サルコイドーシス, 肺ランゲルハンス細胞組織球症, リンパ脈管筋腫症)<br>3. 代謝疾患(糖原病, ゴーシェ病, 甲状腺疾患)<br>4. その他(腫瘍塞栓, 線維性縦隔炎, 慢性腎不全, 区域性肺高血圧) |
| **2群. 左心性心疾患に伴う肺高血圧症** | |
| 1. 左室収縮不全<br>2. 左室拡張不全<br>3. 弁膜症<br>4. 先天性または後天性の左心流入路/流出路閉塞, ならびに先天性の心筋症 | |

出典:Simonneau G, et al.: J Am Coll Cardiol, 62 (25 Suppl): D34-41, 2013.

表22-2 肺動脈性肺高血圧症(PAH)におけるリスク分類

| | 低リスク<br>(1年以内の死亡率<5%) | 中等度リスク<br>(1年以内の死亡率5〜10%) | 高リスク<br>(1年以内の死亡率>10%) |
|---|---|---|---|
| 右心不全兆候 | なし | なし | あり |
| 症状の進行 | なし | 緩徐 | 急速 |
| 失神 | なし | 既往あり | 繰り返す失神 |
| WHO 肺高血圧症機能分類 | I, II | III | IV |
| 6分間歩行距離 | >440 m | 165〜440 m | <165 m |
| 心肺機能検査 | peak $VO_2$>15 mL/分/kg<br>(予測値の65%以上),<br>$VE/VCO_2$ slope<36 | peak $VO_2$ 11〜15 mL/分/kg<br>(予測値の35〜65%),<br>$VE/VCO_2$ slope 36〜44.9 | peak $VO_2$<11 mL/分/kg<br>(予測値の35%未満),<br>$VE/VCO_2$ slope>45 |
| BNP または NT-proBNP | BNP<50 pg/mL,<br>NT-proBNP<300 pg/mL | BNP 50〜300 pg/mL,<br>NT-proBNP 300〜1,400 pg/mL | BNP>300 pg/mL,<br>NT-proBNP>1,400 pg/mL |
| 心エコーおよび心臓 MRI | 右房面積<18 $cm^2$,<br>心嚢液なし | 右房面積 18〜26 $cm^2$,<br>心嚢液なし, もしくは少量 | 右房面積>26 $cm^2$,<br>心嚢液あり |
| 血行動態 | 右房圧<8 mmHg,<br>心係数≧2.5 L/分/$m^2$,<br>$SvO_2$>65% | 右房圧 8〜14 mmHg,<br>心係数 2.0〜2.4 L/分/$m^2$,<br>$SvO_2$ 60〜65% | 右房圧>14 mmHg,<br>心係数<2.0 L/分/$m^2$,<br>$SvO_2$<60% |

出典:Galiè N, et al.: 2015 ESC/ERS Guidelines for the diagnosis and treatment of pulmonary hypertension. Eur Respir J, 46: 903-975, 2015.

の PH は否定され,肺動脈性肺高血圧症(PAH)と診断した.さらに,膠原病,門脈圧亢進症,先天性シャント性疾患なども否定され,PAH の家族歴があることから遺伝性肺動脈性肺高血圧症(HPAH)と診断した.後日施行した遺伝子検査にて BMPR2 遺伝子変異も確認された.

## 2)治療方針

◆ PAH の治療方針決定にあたっては,まずはリスク分類を行う必要がある.表22-2に示した,2015年に発表された欧州心臓病学会および欧州呼吸器病学会(ESC/ERS)のガイドラ

V. 関連疾患に対する薬物治療

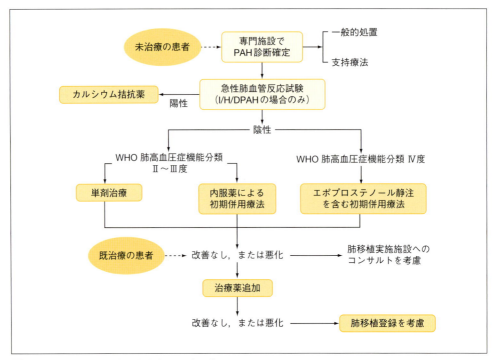

**図22-2** 肺動脈性肺高血圧症治療アルゴリズム
I/H/DPAH：特発性/遺伝性/薬物誘発性肺動脈性肺高血圧症
〔Galiè N, et al.: 2015 ESC/ERS Guidelines for the diagnosis and treatment of pulmonary hypertension. Eur Respir J, 46: 1855-1856, 2015を一部改変〕

イン[1]に従うと，本症例では6分間歩行距離および $SvO_2$ は低リスク，心係数は高リスクに該当するが，その他のパラメーターはすべて中等度リスクに該当し，全体として中等度リスク（1年以内の死亡リスク5〜10％）に該当するものと考えられた．

◆ 2015年にESC/ERSが公開した治療アルゴリズムを図22-2に示したが[1]，これに従うと，本症例は内服薬による初期併用療法を行うということになる．よって，本症例もボセンタンおよびタダラフィルによる初期併用療法を行った．

### 3）治療効果の判定

◆ 治療アルゴリズムによれば，治療介入により「改善なし，または悪化」の場合には，治療薬を追加するか肺移植実施施設へのコンサルトを考慮するとされているが，どの程度の期間でこれを判断するべきかが，つぎの問題となる．欧米では3〜6カ月後にフォローアップ評価を受けることが一般的だが，フランスのレジストリーでは，特発性／遺伝性／やせ薬誘発性PAH患者でエポプロステノール静注を行われた78人について解析したところ，内服薬で平均7カ月間治療を行ったのちにエポプロステノールを導入するよりも，初めからエポプロステノールを導入したほうが予後はよく，さらにエポプロステノールを含む初期併用療法を行われた群が最も予後がよかった（1年生存率92％，3年生存率88％）ことを報告しており[2]，皮下注や静注のプロスタサイクリン製剤が必要になる可能性がある症例については半年後の評価では遅すぎると考えられる．実際，わが国の専門施設においては1カ月以内に判断をしているところも多く，筆者らの施設では3カ月以内に判断している．

表22-3 本症例の血行動態，運動耐容能およびBNPの変化

|  | 初診時 | 2週後 | 4週後 | 3カ月後 | 11カ月後 |
|---|---|---|---|---|---|
| 肺血管拡張薬 | なし | Bos 125 mg, Tad 40 mg | Bos 250 mg, Tad 40 mg, Ber 360 μg | Bos 250 mg, Tad 40 mg, Ber 360 μg | Maci 10 mg, Tad 40 mg, Tre 75 ng/kg/分 |
| 平均肺動脈圧〔mmHg〕 | 50 | 47 | 43 | 44 | 32 |
| 心係数〔L/分/m$^2$〕 | 1.69 | 2.12 | 2.52 | 2.77 | 2.78 |
| 肺血管抵抗〔dyne・sec/cm$^5$〕 | 1,284 | 944 | 758 | 691 | 488 |
| 混合静脈血酸素飽和度〔％〕 | 66.1 | 70.4 | 74.4 | 75.3 | 71 |
| 最大酸素摂取量〔mL/分/m$^2$〕 | 14.7 | — | 15.5 | 17 | — |
| BNP〔pg/mL〕 | 243.8 | 104.5 | 55.5 | 38.5 | 10.3 |

Bos：ボセンタン，Tad：タダラフィル，Ber：ベラプロスト，Maci：マシテンタン，Tre：トレプロスチニル

◆ 本症例ではボセンタンおよびタダラフィルの2剤併用療法により，2週間後に平均肺動脈圧（mPAP）は50 mmHgから47 mmHgに低下し，心係数（CI）は1.69 L/分/m$^2$から2.12 L/分/m$^2$と上昇したものの（表22-3），その改善は十分でなかったため，この時点でベラプロスト徐放剤を追加した．その2週間後に再度施行した右心カテーテル検査では，mPAP 43 mmHg，CI 2.52 L/分/m$^2$（表22-3）とさらに改善していたため，この時点でいったん退院とした．

## B プロスタサイクリン製剤の使いかた

### ☑ 治療目標とプロスタサイクリン製剤の導入

◆ ここでさらに問題となるのは，治療の最終目標をどこに定めるかということである．本症例においては，退院時点でWHO肺高血圧症機能分類はII度に改善しており，そのほかのパラメーターもほぼすべて低リスク（1年以内の死亡率5％未満）のカテゴリーに入る状態となっていた．欧米のガイドラインにならえば，このような症例に対する皮下注または静注（以下，皮下注／静注と記す）のプロスタサイクリン製剤投与は不要ということになるが，わが国においては，10年以上，また15年以上の，より長期の予後を保障するため，できる限り肺動脈圧を下げることが目標と考えられている．

◆ IPAH/HPAHにおいて，mPAPを42.5 mmHg未満に低下させれば15年生存率が100％であったという国内の報告を受けて[3]，わが国ではmPAPをおおむね40 mmHg以下に低下させることが治療目標とされることが多く，内服薬のみでこれを達成できないと判断される場合には皮下注／静注のプロスタサイクリン製剤を導入するというのが多くの専門施設の治療方針となっている．さらにいえば，mPAP≦40 mmHgは目標というよりはノルマであり，できる限り血行動態を正常に近づけることが重要であると考えられており，実際にはmPAP 30 mmHgないしそれ以下まで肺動脈圧を下げることを目指した治療が行われている．

◆ 本症例においても，治療開始3カ月後にはpeak VO$_2$が17.0 mL/kg/分まで改善していたが，右心カテーテルではmPAP 44 mmHg，CI 2.52 L/分/m$^2$（表22-3）と，依然としてmPAPが治療目標である40 mmHg以上の状態であったため，皮下注／静注のプロスタサイクリ

V. 関連疾患に対する薬物治療

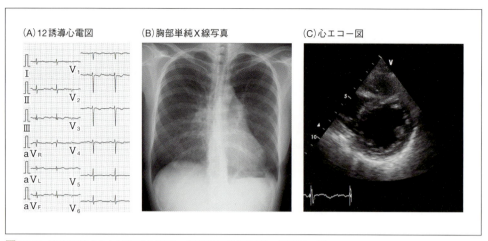

**図22-3** 治療開始11カ月後の心電図，胸部単純X線写真，心エコー図
心電図上軸は正常化し，広範囲に認めていた陰性T波も改善．胸部X線上，右第2弓の突出は消失し，心エコーにて心室中隔の扁平化も改善している．

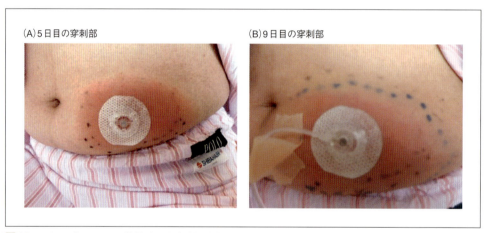

**図22-4** トレプロスチニル持続皮下注患者の穿刺部の状態
5日目にピークであった穿刺部周囲の発赤・腫張の範囲が，9日目には軽減していることがわかる．

ン製剤を導入する方針とした．

◆ エポプロステノール持続静注しかなかった時代においては，その導入の敷居が高く，結果として導入が遅れてしまった症例を多く経験したが，持続皮下注も可能なトレプロスチニルは管理がより簡便で，早期導入により適していると考えられる．本症例もトレプロスチニル持続皮下注を導入し，75 ng/kg/分まで増量，そのあいだにボセンタンをマシテンタンに変更することにより，治療開始11カ月後には mPAP 32 mmHg，CI 2.78 L/分/m$^2$（表22-3）と，ほぼ目標値まで肺動脈圧を低下させることができ，心電図，胸部X線，心エコー所見も著明な改善を認めた（図22-3）．

## ☑ プロスタサイクリン製剤導入の注意点

◆ トレプロスチニル持続皮下注は穿刺部痛が必発であり，海外では疼痛による脱落が8％程

度あると報告されているため[4],疼痛対策が重要となるが,薬液の調製が煩雑なエポプロステノールに比べ,トレプロスチニルはバイアルから薬液を2 mL 採取するだけでよく,交換も2〜3日に1回でよい（ただし,高用量となり薬液が不足してしまう場合にはこの限りではない）ため,高齢者でも比較的容易に扱えることも利点である.

◆ 穿刺部痛に対しては,トラマドール塩酸塩／アセトアミノフェン配合錠などの鎮痛薬で対処するが,同一の穿刺部位を長期（1週間以上）継続すると疼痛が軽減するとの報告もあり（図22-4）,適切な疼痛コントロールを行えば,実際には疼痛による脱落は1割以下である.

## ☑ 最終処方

- トレプロスチニル 75 ng/kg/分,持続皮下注
- マシテンタン 10 mg・分1
- タダラフィル 40 mg・分2
- アゾセミド 30 mg・分1
- トラマドール塩酸塩／アセトアミノフェン配合錠,頓用

### こう考える！ わたしの秘訣

現在,肺動脈性肺高血圧症（PAH）に対して保険適用を有する薬剤は11種類にのぼり,内服薬による初期併用療法が行われることが主流になっている.一方で,PAH は本来,致死的な重篤な疾患であり,重症例に対しては適切なタイミングで皮下注／静注のプロスタサイクリン製剤を導入することが必要である.

WHO 肺高血圧症機能分類Ⅳ度の重症例に対しては,初めから静注のプロスタサイクリン製剤投与を行うべきであることは当然であるが,初診時に WHO 肺高血圧症機能分類Ⅱ度ないしⅢ度の症例に対しても,最終的に皮下注／静注プロスタサイクリン製剤の投与が必要であるかどうかを評価し,さらにはその開始のタイミングを適切に判断することがきわめて重要である.本文でも述べたように,半年の導入の遅れが予後の悪化につながってしまうことを考えると,治療開始から1〜3カ月以内には導入が必要かどうかを判断するべきであるといえよう.内服薬が進歩した分,内服薬の効果を過信して皮下注／静注プロスタサイクリン製剤導入のタイミングが遅れてしまうことは絶対に避けるべきである.その際,わが国においても持続皮下注が可能なトレプロスチニルが使用可能となったことは福音である.

トレプロスチニルの力価はエポプロステノールの1/2〜2/3程度と考えられており,WHO 肺高血圧症機能分類Ⅳ度の重症例に対してはエポプロステノールを使用するべきと考えられるが,もう少し軽症の症例に対しては,導入の敷居を下げることのできるトレプロスチニル持続皮下注を考慮するのがよいと思われる.とくに,肺動脈圧の低下が治療目標とされているわが国においては,従来ならば皮下注／静注プロスタサイクリン製剤の適応ではないと考えられていた WHO 肺高血圧症機能分類Ⅱ度の症例であっても,内服薬のみで mPAP が 40 mmHg 未満に下がらないような症例に対しては,トレプロスチニル持続皮下注がとくに有用であると思われる.

（波多野将）

Ⅴ．関連疾患に対する薬物治療

■■ 文 献 ■■

1) Galiè N, et al.（The Joint Task Force for the Diagnosis and Treatment of Pulmonary Hypertension of ESC and ERS）: Eur Respir J, 46: 903-975, 2015.
2) Bergot E, et al.: Int J Cardiol, 172: 561-567, 2014.
3) Ogawa A, et al.: Life Sci, 118: 414-419, 2014.
4) Simonneau G, et al.（Treprostinil Study Group）: Am J Respir Crit Care Med, 165: 800-804, 2002.

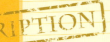

# 23 急性肺血栓塞栓症に対してDOACをいかに活用するか？

## A 症例提示

**患者** 62歳，女性

**診断名** 急性肺血栓塞栓症，深部静脈血栓症

**主訴** 労作性呼吸困難，失神

**現病歴** 受診日の3日前から犬の散歩の際に息切れを自覚していたが，年齢のせいと思い放置していた．受診当日，朝食の準備中に意識を失い転倒，数分後に意識は回復するも，呼吸困難が持続するため，救急車にて来院した．

**所見** 身長158 cm，体重74 kg，BMI 30，意識清明，血圧102/74 mmHg，脈拍104/分，SpO₂ 89%（室内気），呼吸数24/分，頸静脈怒張（＋），胸部：Ⅱ音肺動脈成分亢進（＋），胸骨左第4肋間に汎収縮性雑音（Levine 分類Ⅱ/Ⅵ度）聴取，下肢：右下腿浮腫（＋）

**既往歴，家族歴** 特記事項なし

### 経過

◆ 救急外来受診時の採血で，Dダイマー（D-dimer）18.2 μg/mL，BNP 115 pg/mLと高値を認めた．BUN 28 mg/dL，Cr 1.23 mg/dL，CCr 55 mL/分，心電図にてSⅠQⅢTⅢパターンと右側胸部誘導で陰性T波を認め，心エコー検査にて右室の拡張と心室中隔の偏位，三尖弁逆流速度から肺高血圧の存在が示唆された．

◆ 未分画ヘパリン5,000単位静注，経鼻酸素2 L/分を投与したのちに行った造影CT検査にて，肺動脈の両側下葉枝，右上葉枝と，右大腿静脈から下腿にかけて血栓像を認めた．急性肺血栓塞栓症（PTE）と深部静脈血栓症（DVT）の診断のもと，リバーロキサバン15 mgの1日2回経口投与による抗凝固療法を開始し，回収可能型下大静脈フィルターを留置し，再発を予防した．

◆ 1週間後には心エコー検査にて右心負荷は消失したが，下肢静脈エコー検査にてDVTが残存していたため，そのまま3週間はリバーロキサバンの高用量を継続し，その後，15 mg 1日1回に減量して継続投薬した．フィルターは退院前に回収した．

◆ 3週間後の造影CT検査では肺動脈内血栓も下肢DVTもほぼ消失した．

### 処方

・イグザレルト®（リバーロキサバン）
　初期3週間は30 mg/日・分2，その後は15 mg/日・分1

## V. 関連疾患に対する薬物治療

### ☑ 診断と治療方針

◆ 救急外来受診時には血圧正常であり，また血行動態も安定しており，急性期予後評価法である簡易版 PESI（Pulmonary Embolism Severity Index）は1点であった（表23-1）．心エコー検査で右心負荷陽性，かつ心臓バイオマーカーである BNP も高値であり，日本循環器学会が示す臨床重症度分類では亜広範型（submassive），欧州心臓病学会によるリスク層別化

表23-1 肺血栓塞栓症（PTE）の予後評価法（PESI）

|  | 原版 | 簡易版 |
|---|---|---|
| 年齢 | 年齢 | 80歳以上で1点 |
| がん | 30点 | 1点 |
| 慢性心不全 | 10点 | 1点 |
| 慢性肺疾患 | 10点 | |
| 心拍数≧110/分 | 20点 | 1点 |
| 収縮期血圧＜100 mmHg | 30点 | 1点 |
| 酸素飽和度＜90% | 20点 | 1点 |
| 男性 | 10点 | ― |
| 呼吸数＞30/分 | 20点 | ― |
| 体温＜36℃ | 20点 | ― |
| 精神状態の変化 | 60点 | ― |
|  | Class I（極低）：65点以下，<br>Class II（低）：66〜85点，<br>Class III（中）：86〜105点，<br>Class IV（高）：106〜125点，<br>Class V（極高）：125点超 | 30日死亡率<br>0点 ：1.0%，<br>1点以上：10.9% |

PESI：Pulmonary Embolism Severity Index.

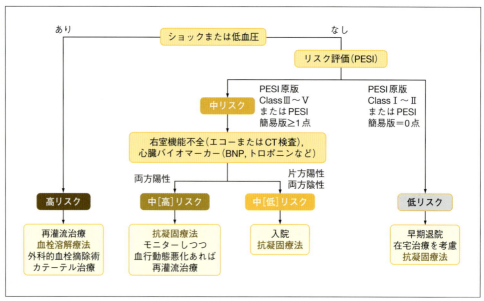

図23-1 リスクに応じた肺血栓塞栓症（PTE）治療戦略
PESI：Pulmonary Embolism Severity Index.
[Konstantinides SV, et al.（Task Force for the Diagnosis and Management of Acute Pulmonary Embolism of the ESC）: Eur Heart J, 35: 3033-3069, 2014を一部改変]

表23-2 静脈血栓塞栓症(VTE)治療に用いられる経口抗凝固薬の特徴

|  | エドキサバン | リバーロキサバン | アピキサバン | ワルファリン |
|---|---|---|---|---|
| 作用機序 | 直接抗Xa因子 | 直接抗Xa因子 | 直接抗Xa因子 | Ⅱ, Ⅶ, Ⅸ, Ⅹ因子合成阻害 |
| 投与量・投与回数 | 60 mg・1日1回 | 15 mg・1日2回／3週間→15 mg・1日1回 | 10 mg・1日2回／1週間→5 mg・1日2回 | 1日1回 |
| 初期治療での非経口薬併用 | 必要 | 不要（重症PTE合併など，症例によっては必要となることはある） | 不要（重症PTE合併など，症例によっては必要となることはある） | 必要 |
| 減量基準 | 以下の患者は30 mgに減量<br>・CCr 15〜50 mL/分以下<br>・体重60 kg以下<br>・P糖蛋白阻害作用を有する薬剤(キニジン，ベラパミルなど)の併用 | なし | なし | PT-INRによる調整 |
| 最高血中濃度到達時間（$T_{max}$） | 1〜3時間 | 0.5〜4時間 | 3〜3.5時間 | 0.5〜1.0時間（最高抗凝固効果：36〜48時間） |
| 生物学的利用率 | 62% | 66〜100% | 50% | 100% |
| 半減期 | 10〜14時間 | 5〜13時間 | 6〜8時間 | 55〜133時間 |
| 排泄 | 35%腎排泄 | 36%腎排泄 | 25%腎排泄 | 30%腎排泄 |
| 中和法 | なし(開発中) | なし(開発中) | なし(開発中) | 静注用ヒトプロトロンビン複合体製剤，ビタミンK |
| 食事の影響 | 受けにくい | 受けにくい | 受けにくい | あり（ビタミンK含有量の多い食物で作用減弱） |

では中[高]リスクに分類される．

♦ 欧州心臓病学会によるPTEの治療戦略(図23-1)に従い，血栓溶解療法を用いることなく，抗凝固療法単独で治療を行った．本症例では高度腎機能障害はなく，明らかな出血のリスクもないことから，抗凝固薬として直接作用型経口抗凝固薬(DOAC)を選んだ．また，両側肺動脈の中枢部に血栓塞栓を認め，また，下肢にも中枢側に残存DVTがあり，血栓量が多いことから，わが国で静脈血栓塞栓症(VTE)に対して承認されている3剤のDOACのなかでも，高用量を3週間にわたって投薬可能なリバーロキサバンを選択した(表23-2)．中[高]リスクのPTEに初期からDOAC単独での治療が有効であるかどうかの十分なエビデンスは現在のところなく，用いる場合には増悪傾向がないか十分な注意が必要である．長期間高用量を用いる際に最も注意すべき合併症としては，出血性合併症であり，出血のリスクを評価したうえで選択することが重要となる．

## B 急性PTEに対する抗血栓薬の使いかた

### ☑ 抗凝固療法

♦ 治療の基本は抗凝固療法であり，従来は，即効性を有する未分画ヘパリン，あるいはフォンダパリヌクスで治療を開始し，その後に経口薬であるワルファリンに切り替えての治療が行われてきた．しかし，第Xa因子を直接阻害するDOACがVTEの治療薬として承認されたのちはDOACを用いた治療が増加してきている．

V. 関連疾患に対する薬物治療

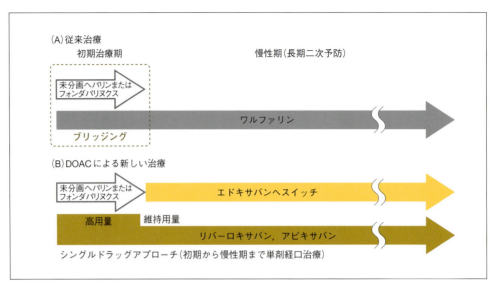

図 23-2　静脈血栓塞栓症（VTE）に対する抗凝固療法の手順

### 1）未分画ヘパリン

◆ PTE を疑った段階で未分画ヘパリン 5,000 単位を静脈内投与し，診断確定後は，持続静注あるいは 1 日 2 回皮下注にて投与する．症例により必要とされる投与量が大きく異なるため（10,000〜35,000 単位/日），活性化部分トロンボプラスチン時間（APTT）を，持続静注では 6 時間ごと，皮下注では投与間隔の中間時点に測定し，すみやかに治療域（コントロール値の 1.5〜2.5 倍）になるよう調整する．

### 2）フォンダパリヌクス

◆ 患者の体重により用量は異なり，50 kg 未満には 5.0 mg，50〜100 kg には 7.5 mg，100 kg 超には 10.0 mg と 3 段階に設定されており，1 日 1 回皮下注射する．生物学的利用能が高く，ルーチンの血液検査によるモニタリングを要しない．ただし，クレアチニンクリアランス（CCr）が 30 mL/分未満の高度腎機能低下例には禁忌である．

### 3）ワルファリン

◆ 前述の非経口抗凝固薬（未分画ヘパリン，フォンダパリヌクス）のいずれかで治療開始し，ワルファリンを併用のうえで 2 日連続してプロトロンビン時間の国際標準比（PT-INR）が治療域 1.5〜2.5 にあることを確認後に非経口抗凝固薬を中止する．

### 4）DOAC

◆ リバーロキサバンとアピキサバンは VTE の再発リスクが高い治療初期には維持用量の倍量を投与する高用量投与期間が設けられている．したがって，一部の症例を除いて治療初期から単剤による治療（シングルドラッグアプローチ）が可能となった（図 23-2）．それに対してエドキサバンは高用量投与の設定がなく，基本的には非経口抗凝固薬を用いた適切な初期治療を行ったのちに投与する（図 23-2）．

◆ DOAC は即効性を有し，採血による用量調節を必要としないため，治療が行いやすくなり，

### 静脈血栓塞栓症の二次予防

　継続する静脈血栓塞栓症(VTE)リスクを有する患者や，特発性の VTE 患者では，抗凝固療法中止後の再発率が高いことが知られており，そうした患者に対しては，出血リスクを考慮しつつ3〜6カ月以上の抗凝固療法継続が推奨されている．しかしながら，二次予防に適した DOAC の用量については十分に確立していない．アスピリンにも再発抑制効果はあるものの，DOAC やワルファリンに比べるとその効果は限定的である．

　海外では，6〜12カ月間の抗凝固療法を行ったのちの二次予防について，低用量の DOAC（リバーロキサバン 10 mg・1日1回や，アピキサバン 2.5 mg・1日2回）でも十分な再発抑制効果が示されている．抗凝固療法の長期間継続を要する患者において，出血リスクを低減するために，わが国でも DOAC 低用量による二次予防効果と安全性に関するデータの集積が必要である．

---

入院期間の短縮にもつながっている．ただし，広範型 PTE 患者や，血栓溶解薬の使用や血栓摘除術が必要な PTE 患者に対する有効性・安全性は確立していない．

◆ エドキサバンは CCr 15 mL/分未満，リバーロキサバンとアピキサバンは CCr 30 mL/分未満の患者への投薬は禁忌である．

#### 5）抗凝固療法の継続期間

◆ VTE を生じたリスク因子の種類によって決定する．手術や一時的な臥床など，可逆的リスク因子によって生じた初発症例に対しては3カ月間継続する．明らかなリスク因子を有さずに VTE を発症した患者(特発性 VTE)では抗凝固療法中止後の再発率が高いことが知られているため，特発性 VTE や先天性凝固異常症を有する患者では，抗凝固療法を少なくとも3カ月間継続し，それ以降の継続はリスクとベネフィットを勘案して期間を決定する．がんのような持続性リスク因子を有する患者や，抗凝固療法中止後の再発患者に対しては，より長期間継続することが推奨される．

### ☑ 血栓溶解療法

◆ 血栓溶解療法は抗凝固療法単独の治療と比較し，より早期の肺動脈内血栓の溶解効果，肺動脈圧や肺血管抵抗など血行動態各指標や右心機能の改善効果があることは示されてはいるものの，これまでの試験で死亡率の改善効果を単独で示したものはなく，出血性合併症の頻度も増加する．したがって，血栓溶解療法の適応は高リスク例（広範型）に限定される．

◆ わが国で PTE に対して承認されている血栓溶解薬はモンテプラーゼのみであり，13,750〜27,500単位/kg を約2分間で静注する．高齢者など，出血性合併症が生じる危険性が高い場合には，投与量を減量するといった配慮も必要である．中[高]リスク例（亜広範型）には血栓溶解療法をルーチンには用いず，抗凝固療法で治療を開始し，経過中に病態増悪傾向がみられた段階で使用することが推奨される（図23-1）．

## C 直接作用型経口抗凝固薬（DOAC）の使い分け

♦ 高度腎機能障害を有する症例など，ワルファリンの使用を余儀なくされる症例でなければDOACを使用する傾向にある．以下に筆者の個人的な使い分けを記載する．

### 1）リバーロキサバン
♦ 血栓量が多いため，より長期間にわたる高用量での治療が必要となることが予測される症例で，出血のリスクを有しない場合．

### 2）アピキサバン
♦ 初期には高用量を要するが血栓量はさほど多くなく，より出血に対して慎重さが必要な場合．

### 3）エドキサバン
♦ 初期は未分画ヘパリンやフォンダパリヌクスで治療を開始したが慢性期にかけて経口薬に切り替える場合，あるいは無症候性で血栓量が限局的なPTEなど維持用量で開始しても構わない場合．

> **こう考える！わたしの秘訣**
> 
> - 術直後や外傷に伴う肺血栓塞栓症（PTE）で，出血が危惧される症例では，半減期が短く対処しやすい未分画ヘパリンでAPTT値をみながら治療を開始し，出血が生じないことを確認後に直接作用型経口抗凝固薬（DOAC）に切り替える．
> - 腎機能低下例（CCr 30〜50 mL/分）や高齢者でDOACを使用する際には，血液検査をこまめに行い，禁忌とされる腎機能に近づく傾向がないか，貧血の進行はないかなど，注意深く観察する．
> - 高用量DOACで治療する際には，右心負荷の改善や，中枢側の下肢深部静脈血栓症（下肢DVT）が溶解したことを確認できれば，維持用量に減量することも考慮する．
> - 右心負荷を有していて，なおかつ中枢型DVTが残存しており，もし血栓が遊離した際に重篤化するリスクがある症例に対するフィルター適応については，まだ議論の余地はある（controversialではある）が，たとえ抗凝固療法が行えていても回収可能型下大静脈フィルターを留置し，不要となった段階でフィルター回収を行っている．
> - 下大静脈フィルター留置例でのDOAC使用は，有効性・安全性が立証されてはいないものの，現時点では有効性・安全性に問題はないと考え使用している．

（山田典一）

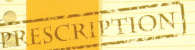

# 24 高尿酸血症の治療は必要か？

## A 症例提示

**患者** 58歳，男性
**診断名** 高尿酸血症
**主訴** 健康診断で高尿酸値を指摘
**現病歴** 高血圧に対して薬物治療中．職場での健康診断で，高尿酸血症を指摘され当院を紹介受診．これまでに何度か高尿酸血症は指摘されていたが，痛風の既往もなく放置していた．
**所見** 意識清明，血圧 138/79 mmHg，脈拍 76/分・整，呼吸 16/分，$SpO_2$ 98％．身体所見上，特記すべき異常所見は認めず．痛風結節などの所見もなし．
**既往歴** 高血圧症に対して，アムロジピン 5 mg/日（カルシウム拮抗薬）を服用中
**生活歴** 喫煙歴：なし，飲酒歴：機会飲酒だが日本酒5合/日を飲むこともあり．
**家族歴** 父に心筋梗塞の既往あり
**検査所見**
血算　　：WBC 6,800/μL，Hb 13.6 g/dL，Plt 21.9×10⁴/μL
生化学　：TP 7.3 g/dL，Alb 5.2 g/dL，BUN 15.2 mg/dL，Cr 0.96 mg/dL，AST 16 IU/L，ALT 9 IU/L，LDH 152 IU/L，尿酸 8.7 mg/dL，Na 140 mEq/L，K 4.4 mEq/L，Cl 103 mEq/L

## ☑ 経過

◆ 初回受診時は，飲酒は適量を守ること，プリン体の多い食事（白子やレバー，ラーメンのスープなど）や清涼飲料水（フルクトース）の摂取を減らすこと，飲水を心掛けること，適度な運動を行うことを指導し，1カ月後の血液検査で血清尿酸値が8 mg/dLを超えているようなら，経口薬による薬物治療を始めることを伝えた．

◆ 次回の受診時には，生活習慣の改善の効果もあり血清尿酸値は8.3 mg/dLに低下していたが，依然として高かったため薬物治療を開始した．フォローアップの血液検査の際に，尿検査も同時に行うことで，尿酸産生過剰型の高尿酸血症の診断をつけた．

## ☑ 処方

・フェブキソスタット 10 mg，1錠・分1，朝食後

## B 尿酸降下薬の使いかた

◆ 本症例では，初診から1カ月後の血清尿酸値が依然として8 mg/dL以上であり，高血圧症の既往もあることから，薬物治療を開始した．

V．関連疾患に対する薬物治療

### ✅ 目標尿酸値

◆ 高尿酸血症の治療は，6-7-8(-9)のルールを使用するのが簡便である[1]（図24-1）．無症候性高尿酸血症に対しては，血清尿酸値8.0 mg/dL以上を治療開始のめやすとし，血清尿酸値6.0 mg/dL以下を維持することを目標とする．一方で，高血圧，糖尿病，メタボリックシンドローム，虚血性心疾患，慢性腎臓病，尿路結石などのリスクがまったくなければ，血清尿酸値9.0 mg/dLまでは生活指導で経過観察も可能である．高尿酸血症は，血液中の尿酸溶解度の関係から，血清尿酸値7.0 mg/dLを超えるものと定義されていることとあわせ，「6-7-8(-9)」と覚えるとよい．

◆ しかしながら，この診療フローチャートはあくまで痛風性関節炎の予防・再発率低下を目的とした値である．痛風結節のある患者は血清尿酸値5 mg/dL以下を目指すことが望まれているが，同時に欧州のリウマチ学会のガイドラインでは長期にわたって血清尿酸値を3 mg/dL以下にしないことが示されており，尿酸コントロールの下限値に関しては議論がある[2]．

### ✅ 尿酸降下薬の選択

◆ 血清尿酸値は，おもに肝臓からの尿酸産生量と，腎臓や腸管からの尿酸排泄量のバランスで決まってくる．尿酸降下薬には，尿酸の産生を抑えるキサンチンオキシダーゼ阻害薬（アロプリノール，フェブキソスタット，トピロキソスタット）と，おもに腎臓からの尿酸排泄を促進する薬剤（ベンズブロマロン，プロベネシド）がある．高尿酸血症に対する薬剤選択のために，尿酸排泄量を評価し病型分類を行うことが勧められているが，忙しく外来診療を行う臨床現場で，24時間蓄尿検査の実施は現実的には難しいことが多い．精度は低

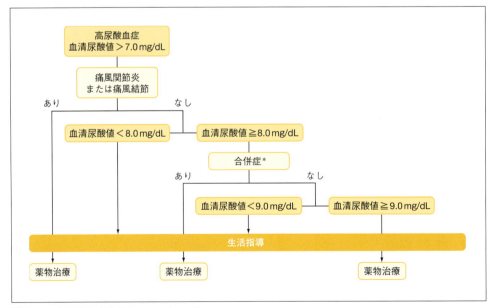

図24-1 高尿酸血症治療のフローチャート
＊腎障害，尿路結石，高血圧，虚血性心疾患，糖尿病，メタボリックシンドロームなど（腎障害と尿路結石以外は血清尿酸値を低下させてイベント減少を検討した介入試験は未施行）

［日本痛風・核酸代謝学会ガイドライン改訂委員会 編：高尿酸血症・痛風の治療ガイドライン第2版，p.80, メディカルレビュー社, 2010を一部改変］

### 高尿酸血症と循環器疾患

　最近，高血圧，糖尿病，脂質異常症，慢性腎臓病をもたない，無症候性の高尿酸血症であっても，高血圧発症の独立したリスク因子となることが報告された[3]．第2版の「高尿酸血症・痛風の治療ガイドライン」では，血清尿酸値9.0 mg/dL までは生活指導で経過観察も可能と示されているが[1]，近年の研究の進歩により，今後のガイドラインに変更が加わる可能性も考えられる．血清尿酸値と高血圧・心不全・心房細動の発症とのあいだには有意な関連が示されているが，高尿酸血症の治療が循環器疾患の予防をもたらすかについては，前向きの臨床介入試験が望まれている．

---

いが，随時尿の尿中尿酸値／尿中クレアチニン（尿中 UA／尿中 Cr）比を使用し，0.5をカットオフとして病型分類を行うことが臨床現場では有用である（本来の基準では，0.4以下ならば尿酸排泄低下型，0.8以上ならば尿酸産生過剰型）．

◆ 本症例は，随時尿の尿中 UA／尿中 Cr 比が0.9と高く，尿酸産生過剰型と診断し，尿酸の産生を抑えるキサンチンオキシダーゼ阻害薬を選択した．

## ☑ 処方時の注意点

◆ 尿酸降下薬を使用する際には，副作用である痛風発作に注意しなければならない．血清尿酸値の急激な変動は，関節内にできた尿酸結晶が剥がれ落ちる原因ともなり，痛風発作を生じさせる可能性がある．尿酸降下薬は少量から開始し，患者の症状と血清尿酸値の経過をみながら，血清尿酸値6.0 mg/dL 以下を維持することを目標に漸増することが望ましい．痛風発作が認められたときには，尿酸降下薬は中止せずに継続し（血清尿酸値の変動を抑制するため），疼痛や炎症に対して非ステロイド性抗炎症薬（NSAIDs）やステロイドを使用して対症療法で対応することが大切である．最近では尿酸降下薬と同時にコルヒチンを併用する，コルヒチンカバーが痛風の再発に有用であることが示されている．

◆ また，肝機能障害の副作用にも注意が必要である．肝機能障害が認められた場合は薬を中止し，ほかの薬剤に変更することを検討する．

◆ 本症例のように，高血圧に合併する高尿酸血症には注意が必要である．降圧薬と痛風発症リスクとの関係を検討した観察研究で，降圧利尿薬と β遮断薬では有意に痛風発症リスクが増加したが，長時間作用型カルシウム拮抗薬（Ca 拮抗薬）とロサルタンでは有意に痛風発症が抑制された[4]．高尿酸血症合併高血圧では降圧薬の種類を考慮した降圧治療が必要である．

## C 同種同効薬の使い分け

◆ キサンチンオキシダーゼ阻害薬のなかでは，フェブキソスタットは1日1回服用で，アロプリノールと比較して副作用が少なく，腎機能障害があっても使用しやすいなどの利点がある．痛風発作の予防については，1日2回服用で1日の血清尿酸値が変動しにくいトピ

◆ ロキソスタットが有用である.

◆ 欧米のガイドラインで第一選択薬とされているアロプリノールを含め，どの薬を使用する場合も，少量から開始して漸増する方法が望ましい．また近年，尿酸排泄低下型の高尿酸血症に対しても，フェブキソスタットやトピロキソスタットの有効性が報告されており，尿検査ができない場合はこれらの薬剤の選択も許容される．

◆ 尿酸排泄促進薬は，おもに尿酸排泄低下型の高尿酸血症での使用が望ましい．同薬を使用する際には，尿中尿酸が増加することによる尿路結石に注意が必要である．尿中尿酸の結晶化を予防する目的で，尿アルカリ化薬（クエン酸カリウム・クエン酸ナトリウム，重炭酸ナトリウム）の併用が勧められる．

◆ 薬物治療の開始後も血清尿酸値が6.0 mg/dL 以下を維持することが困難な場合は，原則，服用中の薬を漸増することが望ましい（たとえば，フェブキソスタット 10 mg → 20 mg → 40 mg → 60 mg）．しかしながら，単剤の増量を行っても血清尿酸値が下がらない場合は，作用機序の異なる2剤の併用も勧められる．

◆ 生活習慣病の合併例では，尿酸代謝に好ましい生活習慣病治療薬の使用が重要である．アンジオテンシンⅡ受容体遮断薬（ARB）であるロサルタンやイルベサルタンの尿酸降下作用が知られている．ロサルタンは尿酸トランスポーター（URAT1，URATv1）による尿酸再吸収を阻害し，尿酸排泄を亢進させることが知られている．イルベサルタンも，尿酸トランスポーターの阻害作用が確認されている．同様に，テルミサルタンも尿酸トランスポーターの抑制作用が報告されているが，尿中に排泄されるテルミサルタンの量が少ないため尿酸降下作用は少ない．このほかに，カンデサルタンやテルミサルタン，ロサルタンは，骨格筋由来の尿酸産生を抑制する作用も報告されているが，単独の尿酸降下作用は低いとされる．

◆ また，高中性脂肪血症（高 TG 血症）の治療薬であるフィブラートにも尿酸降下作用がある．フィブラートはスタチンとの併用ができないことに注意が必要であるが，尿酸降下作用は強いため，高尿酸血症と，高 TG 血症を単独でもつ患者には有効である．クリノフィブラートは単回投与で尿酸クリアランスを上昇させ，この作用は血清尿酸値が高いほど強いとされる．クリノフィブラート，ゲムフィブロジルは血清尿酸値低下作用があるが，ベザフィブラートはこの作用をもたない．フェノフィブラートは尿酸クリアランスを増加させることで血清尿酸値を低下させ，その機序として尿酸トランスポーター（URAT1）の直接的阻害作用が確認された．

◆ また，ストロングスタチンにも血清尿酸値低下作用が報告されている．アトルバスタチンは血清尿酸値の低下作用が知られており，とくに GREACE 研究ではアトルバスタチンの尿酸降下作用が心血管リスクの減少に関連することが示されている[5]．

◆ 本症例に対しては，高血圧症の治療中にもかかわらず，血圧が138/79 mmHg と高めの状態であり，ロサルタン 50 mg，1錠・分1，朝食後の追加もよい選択肢と考えられる．

### こう考える！わたしの秘訣

　高尿酸血症の治療は，生活習慣の改善が第一である．薬物治療開始後も，血清尿酸値を6.0 mg/dL 以下に維持することが重要であり，服薬アドヒアランスを維持することが大切である．一方で，痛風・高尿酸血症に対する治療は，患者の脱落率が高いことが知られている．初回の外来では，まず生活習慣是正の指導を行い，生活習慣の改善後も高尿酸血症が継続した場合に初めて薬剤治療を検討する．高血圧や脂質異常症などの合併症があれば，尿酸代謝に好ましい生活習慣病治療薬の使用を開始する．それでも血清尿酸値がコントロールできない場合に，尿酸降下薬の処方を開始するのがポリファーマシーや医療経済の観点からも望ましい．初診時の生活指導が，医師患者間の信頼を構築し，治療継続にも役立つと考える．

（桑原政成　　久留一郎）

### 文献

1) 日本痛風・核酸代謝学会ガイドライン改訂委員会 編：高尿酸血症・痛風の治療ガイドライン第2版, 2010.
2) Richette P, et al.: Ann Rheum Dis, 76: 29-42, 2017.
3) Kuwabara M, et al.: Hypertension, 69: 1036-1044, 2017.
4) Choi HK, et al.: BMJ, 344: d8190, 2012.
5) Athyros VG, et al.（GREACE Study Collaborative Group）: Am J Kidney Dis, 43: 589-599, 2004.

# 日本語索引

## あ

アクアポリン 2（AQP2） ······················· 50, 64
アスピリン ································································ 77
アゼルニジピン ······················································ 12
アゾセミド ···························································· 52
アーチスト®（→カルベジロールもみよ） ······· 23
アドヒアランス ···················································· 28, 30, 120
アトルバスタチン ················································· 168
アピキサバン ······················································· 123, 161
アプリンジン ······················································· 106
アミオダロン ····················································· 111, 132
アムロジピン ······················································· 10, 45, 130
α遮断薬 ······························································· 21
アロプリノール ···················································· 166
アンジオテンシンⅡ ············································· 40
アンジオテンシンⅡ受容体遮断薬 ····· 29, 37, 41, 50, 168
アンジオテンシン転換酵素阻害薬 ············ 37, 39, 50

## い

イグザレルト®（→リバーロキサバンもみよ） ········· 159
遺産効果（legacy effect） ···································· 140
Ⅰ群抗不整脈薬 ·············· 102 〜 104, 106, 113
Ⅰc群抗不整脈薬 ················································· 103, 104
一次予防 ······························································· 91, 150
一酸化窒素合成酵素（NOS） ···························· 141
一硝酸イソソルビド ············································ 95
一包化 ··································································· 28
イルベサルタン ···················································· 168
インクレチン ······················································· 139
インスリン抵抗性 ··············································· 144
陰性変力作用 ······················································· 106

## う〜お

右室流出路起源 ···················································· 129
うっ血性心不全 ···················································· 111

永続性心房細動 ···················································· 133
エゼチミブ ···························································· 84
エドキサバン ······················································· 123, 161
エナラプリル ······················································· 37 〜 39
エビデンス（クリニカルエビデンス） ··············· 2
エプレレノン ······················································· 17, 19, 51, 52
エポプロステノール ············································ 154
エンパグリフロジン ············································ 146

横紋筋融解症 ······················································· 84, 89, 90

## か

ガイドライン ························································ 2
拡張型心筋症 ······················································· 43
拡張相肥大型心筋症 ············································ 36
家族性高コレステロール血症（FH） ············· 84, 87
下大静脈フィルター ············································ 159
褐色細胞腫 ···························································· 23
活性化部分トロンボプラスチン時間（APTT） ··· 125
家庭血圧測定 ······················································· 6
家庭血圧モーニングサージ ································· 6
カテコラミン ······················································· 71
　　── 依存性 ·················································· 129
カナグリフロジン ··············································· 147
カプトプリル ······················································· 40
カルシウム拮抗薬 ····· 6, 8, 29, 45, 99, 129, 130, 134, 167
カルデナリン®（→ドキサゾシンもみよ） ········· 21, 23

日本語索引

カルベジロール ················· 23, 44, 45, 47, 71, 129
カルペリチド ································ 56, 61
簡易版 PESI（Pulmonary Embolism Severity
　　Index）································ 160
間質性肺炎 ····································· 113
カンデサルタン ·································· 41
冠動脈造影 ······································ 95
冠攣縮 ······································ 95, 98
　　──性狭心症 ······························ 25, 45
　　──誘発試験 ································· 95

## き

期外収縮（心室期外収縮）························ 129
気管支喘息 ··································· 25, 45
キサンチンオキシダーゼ阻害薬 ·················· 166
急性冠症候群（ACS）························· 77, 83
急性心筋梗塞 ···································· 82
急性心不全 ······························· 40, 43, 59
急性肺血栓塞栓症（急性 PTE）·················· 159
狭心症 ···································· 25, 45, 95
　　──，冠攣縮性 ····························· 45
強心薬 ································· 39, 59, 69
　　──，静注 ································· 68

## く

クラスエフェクト ························ 25, 38, 147
クリニカルエビデンス ······························ 2
グリニド薬 ···································· 142
クリノフィブラート ···························· 168
クレアチニンクリアランス（CCr）··············· 122
クロピドグレル ································· 77

## け

経皮的冠動脈インターベンション（PCI）·········· 76
血圧
　　──，家庭 ··································· 6

　　──，早朝家庭 ······························ 27
　　──日内変動異常 ···························· 12
　　──，夜間 ··································· 6
　　──，夜間家庭 ····························· 6, 9
血栓溶解療法 ································· 163
血中尿素窒素（BUN）··························· 64
ゲムフィブロジル ·························· 91, 168
原発性アルドステロン症 ························ 15

## こ

コアグチェック® ······························· 118
降圧目標 ······································ 28
降圧薬 ········································ 28
高カリウム血症 ································ 19
抗凝固薬 ····························· 116, 122, 161
抗凝固療法 ······························ 116, 159
高血圧 ························ 6, 15, 21, 27, 119, 167
抗血小板薬 ································· 76, 77
抗血小板薬 2 剤併用療法（DAPT）············ 77, 79
抗コリン作用 ································· 106
高コレステロール血症 ······················ 84, 87
高中性脂肪血症（高 TG 血症）··············· 88, 89
行動変容 ······································ 33
高ナトリウム血症 ························ 64〜66
高尿酸血症 ··································· 165
抗不整脈薬
　　──，Ⅰ群 ·························· 102, 106, 113
　　──，Ⅰc 群 ······························ 103, 104
　　──，Ⅲ群 ································ 114
高齢者 ········································ 111
5W1H ········································· 3
コレステロール吸収阻害薬 ····················· 84

## さ

サイアザイド系利尿薬 ·························· 49
催不整脈作用 ··························· 105, 106

# 日本語索引

酸化ストレス ……………………………… 141
Ⅲ群抗不整脈薬 …………………………… 114

## し

ジギタリス ………………………………… 129
ジゴキシン …………………………… 131, 133
脂質異常症 …………………………… 22, 88
持続性心房細動 …………………………… 122
ジソピラミド ……………………………… 106
シックデイ (sick day) …………………… 32
ジヒドロピリジン系カルシウム拮抗薬 …… 8, 130
シベンゾリン ……………………………… 106
重症心不全 ………………………………… 69
終末糖化産物 (AGE) ……………………… 139
―― 受容体 …………………………… 139
硝酸イソソルビド ……………………… 95, 98
硝酸薬 …………………………………… 95, 98
静注強心薬 ………………………………… 68
静脈血栓塞栓症 (VTE) …………………… 163
初回投与現象 (first dose phenomenon) … 23
初期併用療法 ……………………………… 154
除細動 ……………………………………… 111
ジルチアゼム ………………… 10, 97〜99, 130, 134
シルニジピン ……………………………… 8〜10
心筋梗塞 …………………………………… 18, 24
――, ST上昇型急性 ………………… 76
――, 急性 …………………………… 82
心筋症
――, 拡張型 ………………………… 43
――, 拡張相肥大型 ………………… 36
――, 頻脈誘発性 …………………… 131
――, 不整脈原性右室 ……………… 129
シングルドラッグアプローチ …………… 162
心原性ショック …………………………… 70
心原性塞栓 ………………………………… 116
心室期外収縮 ……………………………… 129
心室性不整脈 ……………………………… 17
心室頻拍 …………………………………… 107

シンバスタチン …………………………… 91
心肥大 ……………………………………… 58
深部静脈血栓症 (DVT) …………………… 159
心不全 ……………… 18, 27, 36, 40, 43, 48, 55, 58,
61, 68, 130, 144, 149
――, うっ血性 ……………………… 111
――, 急性 ……………………… 40, 43, 59
――, 重症 …………………………… 69
――, 心房細動合併 ………………… 131
――, 慢性 …………………………… 58
心不全 (HFpEF) …………… 18, 27, 28, 40, 52
―― 急性増悪予防 …………………… 28
心不全 (HFrEF) ……………………… 40, 43, 71
心房細動 ………………………………… 15, 46
――, 永続性 ………………………… 133
―― 合併心不全 …………………… 131
――, 持続性 ………………………… 122
――, 頻脈性 ………………………… 111
――, 発作性 ……………… 102, 111, 116
心房性ナトリウム利尿ペプチド (ANP) … 56
心房性不整脈 ……………………………… 16
心房粗動 …………………………………… 105
心抑制 ……………………………………… 106

## す

スタチン ………………………… 82〜84, 87, 91, 168
ステント ……………………………… 77, 82
ステント血栓症 …………………………… 77
――, 超遅発性 ……………………… 79
ストロングスタチン ……………… 83, 84, 87, 168
スピロノラクトン ……………… 15, 17, 19, 49, 50, 52
スルホニル尿素薬 (SU薬) ………………… 142
スワンガンツカテーテル (SG) …………… 70

## せ

生活の質 (QOL) …………………………… 104
穿刺部痛 …………………………………… 156

# 日本語索引

選択的PPARαモジュレーター（SPPARMα）……… 92

## そ

早朝家庭血圧 ……………………………………… 27
僧帽弁逆流 ………………………………………… 71
ソタロール ……………………………………… 114

## た〜て

怠薬 ……………………………………………… 120
多形性心室頻拍 ………………………………… 108
タダラフィル …………………………………… 154
ダパグリフロジン ……………………………… 148
ダビガトラン ……………………………… 122, 123

チエノピリジン系抗血小板薬 …………………… 77
遅延後脱分極（DAD）………………………… 130
緻密斑 …………………………………………… 50
超遅発性ステント血栓症（VLST）……………… 79
直接作用型経口抗凝固薬
　　（DOAC）……………… 116, 119, 122, 159, 161, 162

低HDLコレステロール血症（低HDL-C血症）……… 88
低心拍出量症候群（LOS）…………………… 37, 69
電気的除細動 …………………………………… 111

## と

洞調律維持（リズムコントロール）…………… 111
糖尿病 ………………………………… 22, 84, 138
　　── 血管症 ………………………………… 138
　　──, 2型 ………………………………… 144
動脈硬化 …………………………………… 95, 98
ドキサゾシン ……………………………… 21, 23
特発性静脈血栓塞栓症（特発性VTE）………… 163
突然死 …………………………………… 18, 58
ドパミン ………………………………………… 71
トピロキソスタット …………………………… 166

ドブタミン（DOB）……………………………… 71
トラセミド ……………………………………… 52
ドラッグエフェクト …………………………… 25
トリガードアクティビティ（撃発活動）……… 130
トルバプタン ………………………………… 61, 62, 64
トレプロスチニル ……………………………… 156

## な行

ナトリウムチャネル遮断薬 ………………… 103, 106
ナトリウム利尿ペプチド ………………………… 56
2型糖尿病 ……………………………………… 144
ニコランジル …………………………………… 98
24時間自由行動下血圧測定（ABPM）…………… 6
二次予防 ………………………… 77, 83, 90, 91, 144
ニトログリセリン ……………………………… 98
ニフェジピン …………………………… 10, 99, 130
尿酸降下薬 …………………………………… 165
尿浸透圧 ……………………………………… 64
尿素トランスポーター ………………………… 64

脳性ナトリウム利尿ペプチド（BNP）……… 56, 159
ノルアドレナリン ……………………………… 71
ノンレスポンダー ……………………………… 64

## は

肺炎 ……………………………………………… 113
肺血栓塞栓症（PTE）………………………… 159
肺高血圧症 ……………………………………… 151
　　── 機能分類 …………………………… 151
　　──, 肺動脈性 ………………………… 151, 153
配合剤 …………………………………… 27, 30
肺動脈性肺高血圧症（PAH）……………… 151, 153
バソプレシン …………………………………… 64
ハンプ®（→カルペリチドもみよ）………… 55, 56

## ひ

非アルコール性脂肪肝炎（NASH） ……………92, 150
非アルコール性脂肪性肝疾患（NAFLD） …………92
非ジヒドロピリジン系Ca拮抗薬 ………8, 130, 134
ビソプロロール ………23, 24, 45, 47, 129, 133, 134
ヒト心房性ナトリウム利尿ペプチド
　（hANP） ………………………………55, 56, 59
ヒト脳性ナトリウム利尿ペプチド（hBNP） ………56
非薬物療法 ……………………………………………2
ピルシカイニド ……………………………103, 106
ピルメノール …………………………………………106
頻脈性心房細動 ……………………………………111
頻脈誘発性心筋症 …………………………………131

## ふ

フィネレノン ………………………………………20
フィブラート ……………………………………88, 168
フェノフィブラート ………………88, 91, 92, 168
フェブキソスタット …………………………………166
フェントラミン ………………………………………23
フォンダパリヌクス …………………………………162
服薬アドヒアランス ……………………28, 30, 120
服薬指導 ……………………………………………119
不整脈 ………………………………………105, 106
　──　原性右室心筋症 ……………………………129
　──，心室性 ………………………………………17
　──，心房性 ………………………………………16
プラスグレル …………………………………………77
フレカイニド …………………………………………104
プロカインアミド ……………………………………106
プロスタサイクリン製剤 …………………151, 154, 155
フロセミド …………………………………………48, 61
プロトロンビン時間・国際標準比（PT-INR） …116, 122
プロパフェノン ………………………………………106
プロプラノロール ……………………………………134
プロベネシド …………………………………………166

## へ

平均肺動脈圧（mPAP） ……………………………155
ベザフィブラート …………………………………88, 92
β遮断薬 ……………24, 44, 45, 99, 129, 134, 167
ベニジピン ………………………………………12, 99
ヘパリン（未分画ヘパリン） ……………………159, 162
ベプリジル ……………………………………10, 111, 114
ペマフィブラート ………………………………91, 92
ベラパミル ……………………………………10, 130, 134
ベンズブロマロン ……………………………………166

## ほ

房室ブロック …………………………………………46
ホスホジエステラーゼ阻害薬（PDE阻害薬） ………71
ボセンタン …………………………………………154
発作性心房細動 ……………………………102, 111, 116
ホルター心電図 ……………………………………130

## ま　行

末梢循環不全 …………………………………………69
慢性心不全 ………………………………………27, 58
慢性閉塞性肺疾患（COPD） ……………………25, 45

ミネラルコルチコイド ……………………………17
　──　受容体拮抗薬（MR拮抗薬） ……15, 48, 51, 52, 147
未分画ヘパリン ……………………………159, 162

メインテート®（→ビソプロロールもみよ） ……23, 24
メキシレチン ………………………………………106
メタボリックシンドローム ……………………21, 22
メトプロロール ……………………………………134
メトホルミン ………………………………………146

モニタリング（薬効モニタリング） ………………120
モーニングサージ ……………………………………6
　──，家庭血圧 ………………………………………6

日本語索引

モンテプラーゼ ･････････････････････････163

## や 行

夜間家庭血圧 ･･･････････････････････････9
　── 測定 ･･･････････････････････････6
夜間血圧 ･･･････････････････････････････6
薬剤溶出性ステント（DES）･･････････79, 82
薬物療法 ･･･････････････････････････････2
薬効モニタリング ･･････････････････････120

有機アニオントランスポーター2（OAT2）･････50

## ら〜わ

ランジオロール ････････････････････････131

リシノプリル ･･････････････････････････38

リズムコントロール（洞調律維持）････････111, 113
リドカイン ･･･････････････････････････106
リナグリプチン ･･･････････････････････142
利尿薬 ･･････････････････48〜50, 52, 59, 62, 147, 167
リバーロキサバン ･････････････････123, 159

ループ利尿薬 ･･････････････････48, 50, 52, 62

レギュラースタチン ････････････････････87
レスポンダー ･････････････････････････64
レートコントロール ･･･････････････131, 134
レニン・アンジオテンシン系阻害薬
　　（RAS阻害薬）･･････････････36, 37, 50

ロサルタン ･･････････････････････167, 168

ワルファリン ･････････････90, 116, 118, 161, 162
　── 治療の質 ･･･････････････････････117

# 外国語索引

## A

α遮断薬 ····················································· 21
ABPM (ambulatory blood pressure monitoring) ······· 6
ACCORD Lipid 試験 ································ 91
ACE 阻害薬 ······························· 37, 39, 50
ACS (acute coronary syndrome) ············ 77, 83
AF-QOL 試験 ········································ 108
AGE (advanced glycation end products) ········· 139
　　──受容体 ······································· 139
AGE-RAGE 系 ······································· 138
ALBATROSS 試験 ·································· 19
ALLHAT 試験 ········································ 22
ANP (atrial natriuretic peptide) ················· 56
APTT ······················································ 125
AQP2 (aquaporin 2) ·························· 50, 64
AQUAMARINE 試験 ······························· 65
ARB (angiotensin Ⅱ receptor
　　blocker) ···················· 29, 37, 41, 50, 168
ATT (antithrombotic trialists') collaboration ········ 80

## B

β遮断薬 ························ 24, 44, 45, 99, 129, 134, 167
BIOSTAT-CHF 研究 ································ 46
BMPR2 遺伝子 ····································· 153
BNP (brain natriuretic peptide) ··········· 56, 159
BSC-1 (bumetanide-sensitive cotransporter-1) ······· 49
BUN (blood urea nitrogen) ······················ 64

## C

Ca 拮抗薬 ············ 6, 8, 29, 45, 99, 129, 130, 134, 167

CANVAS Program ································· 147
CAST 試験 ············································ 106
CCr (creatinine clearance) ····················· 122
CIBIS Ⅱ試験 ·········································· 45
CONSENSUS 試験 ································· 39
COPD (chronic obstructive pulmonary disease) ··· 25, 45
COPERNICUS 試験 ································ 45
CTAF 試験 ············································ 113
CTT (Cholesterol Treatment Trialists')
　　collaboration ································· 85
CVD-REAL 試験 ···································· 150

## D

DAD (delayed after depolarization) ············ 130
DAPT (dual antiplatelet therapy) ············ 77, 79
DAPT 試験 ············································· 79
DCCT/EDIC 研究 ································· 140
D-dimer ················································ 159
DECLARE 試験 ····································· 148
DES (drug-eluting stent) ······················ 79, 82
DHP 系 Ca 拮抗薬 ································ 8, 130
DOAC (direct oral
　　anticoagulant) ··········· 116, 119, 122, 159, 161, 162
DPP-4 (dipeptidyl-peptidase Ⅳ) ··············· 139
　　──阻害薬 ··············· 138, 139, 142, 145, 147
DVT (深部静脈血栓症) ··························· 159

## E

EARLIER 治験 ······································· 53
EMPA-REG OUTCOME 試験 ················· 145
EMPHASIS-HF 試験 ························ 17, 18, 52

外国語索引

EPHESUS 試験 ･････････････････････････18, 51
ESTABLISH 試験 ････････････････････････83
EVEREST 試験 ･･････････････････････････65

## F〜H

FH (familial hypercholesterolemia) ･･････84, 87
FIELD 試験 ･････････････････････････････91
first dose phenomenon ･･･････････････････23

GIP (gastric inhibitory polypeptide) ･････････139
GLP-1 (glucagon-like peptide-1) ････････････139

hANP ･･････････････････････････55, 56, 59
hBNP ･･････････････････････････････････56
HFpEF (heart failure with preserved ejection
　　fraction) ･･･････････････18, 27, 28, 40, 52
　　──急性増悪予防 ･･････････････････････28
HFrEF (heart failure with reduced ejection
　　fraction) ･･･････････････････････40, 43, 71
HMG-CoA 還元酵素阻害薬（スタチン）････････83

## I〜L

IL-1β阻害薬 ･･･････････････････････････87
IMPROVE-IT 試験 ･･･････････････････････85

JAPAN-ACS 試験 ････････････････････････83
J-MELODIC 試験 ････････････････････････52
J-RHYTHM Registry ････････････････････117
J-WIND 試験 ･･･････････････････････････59

LDL-C (LDL コレステロール) ･･････････････83
legacy effect ･･････････････････････････140
LOS (low output syndrome) ･･･････････37, 69

## M〜O

MAGIC 試験 ････････････････････････････80

MEGA Study ････････････････････････････85
MIRACL 試験 ･･････････････････････････83
mPAP (mean pulmonary arterial pressure) ･･･155
MR 拮抗薬 ････････････････････15, 48, 51, 52, 147

Na チャネル遮断薬 ････････････････････103, 106
Na$^+$/Cl$^-$共輸送体 ･････････････････････････49
NAFLD (nonalcoholic fatty liver disease) ･････92
Na$^+$/K$^+$/2Cl$^-$共輸送体 ･････････････････････49
NASH (nonalcoholic steatohepatitis) ･････92, 150
NKCC2 ････････････････････････････････50
NOS (nitric oxide synthase) ･･････････････141

OAT2 (organic anion transporter 2) ････････50
OPTIMIZE-HF 試験 ･････････････････････19

## P

PACIFIC 試験 ･･････････････････････････77
PAH (pulmonary arterial hypertension) ･･151, 153
PCI (percutaneous coronary intervention) ････76
PCSK-9 阻害薬 ･･････････････････････84, 87
PDE 阻害薬 ････････････････････････････71
PEP-CHF 研究 ･････････････････････････40
PESI (Pulmonary Embolism Severity Index) ･･160
point-of-care device ･･･････････････････118
PPAR (peroxisome proliferator-activated receptor) ･･89
　　──α ･････････････････････････････････89
PROMINENT 試験 ･･････････････････････92
PROSPECT 試験 ････････････････････････78
PROVE IT-TIMI 22 試験 ･････････････････83
PT (prothrombin time) ･････････････116, 122, 125
　　──-INR ･････････････････････････116, 122
PTE (pulmonary thromboembolism) ･･･････159

## Q

QOL (quality of life) ･････････････････････104
QT 延長 ･････････････････････････････113

QUEST 試験 ················································· 63

# R

RACE Ⅱ 試験 ············································· 134
RAGE (receptor for AGE) ··························· 139
RALES 試験 ········································· 18, 51
RAS 阻害薬 ···································· 36, 37, 50
REAL-CAD 試験 ········································· 86
REMINDER 試験 ········································ 18

# S

4S 試験 ······················································ 85
SECRET of CHF 試験 ································· 65
SGLT2 阻害薬 ··································· 144, 145
sick day ···················································· 32
SMILE 試験 ··············································· 63
SOLVD 試験 ·············································· 39
SPIR-AF 試験 ············································ 17
SPPARM α ················································ 92
ST 上昇型心筋梗塞 (STEMI) ···················· 18, 76
Steno-2 試験 ············································ 145

SU 薬 ······················································ 142
Swedish Heart Failure Registry ··················· 46

# T

TOPCAT 試験 ······································· 19, 52
TORIC 試験 ··············································· 52
torsades de pointes ···························· 108, 114
triggered activity ····································· 130
TTR (time in therapeutic range) ················· 116

# U〜Z

UKPDS 80 研究 ········································ 140
UT-A1 (urea transporter A1) ······················· 64

VA-HIT 試験 ·············································· 91
VLST (very late stent thrombosis) ················ 79
VTE (venous thrombosis) ·························· 163

5W1H ························································ 3
WHO 肺高血圧症機能分類 ··························· 151

エキスパートが秘訣を語る
循環器薬物治療の極意 ©2018

定価(本体3,600円+税)

2018年4月1日 1版1刷

編　者　山下　武志

発行者　株式会社　南山堂

代表者　鈴木　幹太

〒113-0034　東京都文京区湯島4丁目1-11
TEL 編集(03)5689-7850・営業(03)5689-7855
振替口座　00110-5-6338

ISBN 978-4-525-24911-3　　　　Printed in Japan

本書を無断で複写複製することは，著作者および出版社の権利の侵害となります．

JCOPY　<(社)出版者著作権管理機構　委託出版物>
本書の無断複写は著作権法上での例外を除き禁じられています．複写される場合は，そのつど事前に，(社)出版者著作権管理機構(電話 03-3513-6969, FAX 03-3513-6979, e-mail: info@jcopy.or.jp)の許諾を得てください．

スキャン，デジタルデータ化などの複製行為を無断で行うことは，著作権法上での限られた例外(私的使用のための複製など)を除き禁じられています．業務目的での複製行為は使用範囲が内部的であっても違法となり，また私的使用のためであっても代行業者等の第三者に依頼して複製行為を行うことは違法となります．

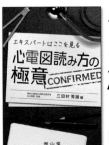

## エキスパートはここを見る
## 心電図読み方の極意 CONFIRMED

国家公務員共済組合連合会
立川病院 院長　**三田村秀雄** 編

● B5判　178頁　● 定価(本体 3,600 円 + 税)

 エキスパート直伝！
**理解** して **考** えて **応用** もきく

主な内容
- 私流の心電図読み方スキルアップ法
- 心電図波形から心臓以外の情報をキャッチする
- あいまいな Brugada 波形を浮き立たせる
- 期外収縮や心室頻拍の起源を読めるか？
- 心室頻拍波形から薬剤選択は可能か？

ほか(全20項目)

循環器疾患の診療現場で活躍する，心電図の判読眼に定評ある執筆陣が，心電図の読み方を解説．心電図をパターンにあてはめて読み解くだけの鑑別法からもう一歩踏み込んで，「考える心電図」，応用の効く「とっておきの心電図の読み方」を，出し惜しみせずに公開！心電図を通して患者さんを診る方法や着眼点を学ぶ実践書．

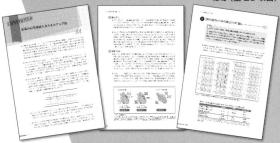

---

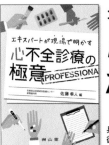

## エキスパートが現場で明かす
## 心不全診療の極意 PROFESSIONAL

兵庫県立尼崎総合医療センター
循環器内科　**佐藤幸人** 編

● B5判　180頁　● 定価(本体 3,600 円 + 税)

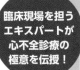 臨床現場を担うエキスパートが心不全診療の極意を伝授！

- β遮断薬は低用量でよいのか？
- 心不全患者のfluid control，次の一手は？
- 息切れ・呼吸困難だけで大丈夫？
- 緩和ケアはいつから始めるべきか？
- 在宅医療で最期まで診るためには？

心不全診療の臨床現場における日ごろの疑問点や問題点から29のテーマを取上げ，第一線を担うエキスパートが，さまざまな角度から検討し，ガイドラインから1歩踏み込んだ「とっておきの極意」を公開！　息切れ・浮腫など症候への対応から多職種によるチーム医療，急性期治療，終末期の緩和ケアまで充実した内容をコンパクトにまとめた1冊．

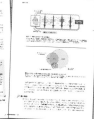

---

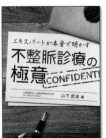

## エキスパートが本音で明かす
## 不整脈診療の極意 CONFIDENTIAL

公益財団法人 心臓血管研究所所長　**山下武志** 編

● B5判　179頁　● 定価(本体 3,600 円 + 税)

困ったときに現場で役立つとっておきの **26** の秘訣を一挙公開！

患者の多様化が進むなかで，不整脈診療はガイドラインが示す標準的医療をなぞるだけで問題ないのだろうか？　薬物治療，カテーテルアブレーション治療，デバイス治療の使い分けは？　日常診療において直面する疑問に答えるべく，不整脈診療のエキスパートが，エビデンスからさらに踏み込んだ診療のコツを26の「極意」として公開！

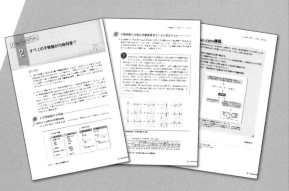